**Exame das
Funções Mentais**
UM GUIA | 4ª Edição

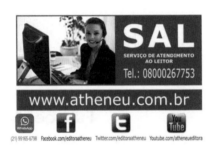

Exame das Funções Mentais
UM GUIA | 4ª Edição

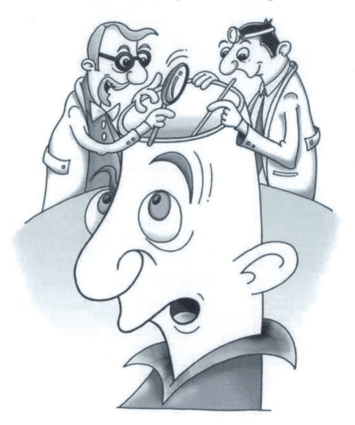

Marcos de Jesus Nogueira – Coordenador

Marina Baroni Borghi | Ricardo de Carvalho Nogueira
Viviani Contini | Maurício Eugênio Oliveira Sgobi
Mariana Azeredo Laurini

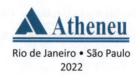

Rio de Janeiro • São Paulo
2022

EDITORA ATHENEU

São Paulo	— Rua Maria Paula, 123 - 18º andar Tel.: (11) 2858-8750 E-mail: atheneu@atheneu.com.br
Rio de Janeiro	— Rua Bambina, 74 Tel.: (21) 3094-1295 E-mail: atheneu@atheneu.com.br

CAPA: Equipe Atheneu

PRODUÇÃO EDITORIAL: Adielson Anselme

CIP-BRASIL. CATALOGAÇÃO NA PUBLICAÇÃO
SINDICATO NACIONAL DOS EDITORES DE LIVROS, RJ

E96
4. ed.

Exame das funções mentais: um guia/Marina Baroni Borghi... [et al.];
coordenação Marcos de Jesus Nogueira. – 4. ed. – Rio de Janeiro: Atheneu, 2022.

il. ; 24 cm.

Inclui bibliografia e índice
ISBN 978-65-5586-510-3

1. Psicopatologia - Manuais, guias, etc. 2. Doenças mentais - Diagnóstico -
Manuais, guias etc. I. Borghi, Marina Baroni. II. Nogueira, Marcos de Jesus.

21-75251

CDD: 616.89
CDU: 616.89

Camila Donis Hartmann - Bibliotecária – CRB-7/6472

22/12/2021   22/12/2021

NOGUEIRA, M.J.; BORGHI, M.B.; NOGUEIRA, R.C.; CONTINI, V; SGOBI, M.E.O.; LAURINI, M.A.

Exame das Funções Mentais – Um Guia – 4ª Edição

© Direitos reservados à EDITORA ATHENEU – Rio de Janeiro, São Paulo, 2022.

Autores

Marcos de Jesus Nogueira

- **Médico Psiquiatra**
  Diretor Clínico do IIPP (Instituto Integrado de Psicologia e Psiquiatria), Araraquara-SP.

Mariana Azeredo Laurini

- **Psicóloga Psicoterapeuta**
  Mestre em Psicologia Clínica pela Pontifícia Universidade Católica de Campinas (PUCCAMP). Especialista em Sexualidade Humana pela Universidade Estadual de Campinas (Unicamp).

Marina Baroni Borghi

- **Psicóloga Clínica**
  Especialização em Psicologia Clínica Fenomenológica Existencial.

Maurício Eugênio Oliveira Sgobi

- **Psicólogo Clínico**
  Especialista em Aconselhamento em Substâncias Psicoativas e Controle dos Impulsos.

Ricardo de Carvalho Nogueira

- **Médico Neurologista**
  Assistente do Departamento de Neurologia do Hospital das Clínicas da Faculdade de Medicina da Universidade de São Paulo (FMUSP). Doutor em Neurologia pela FMUSP.

Viviani Contini

- **Psicóloga Clínica**
  Neuropsicóloga pelo Departamento de Neurologia do Hospital das Clínicas da Faculdade de Medicina da Universidade de São Paulo (HCFMUSP).

Colaboradores

Ana Cristina D'Oliveira Rocha
- Psicóloga Psicoterapeuta

Flavia Elena Messias Bombo
- Psicóloga

Gabriela Viana Tilmann
- Psicóloga Psicoterapeuta

Helton Pereira de Castro Andrade
- Médico Psiquiatra

Maria Fernanda Cassavia
- Psicóloga Psicoterapeuta

Marina Bottura Machado
- Psicóloga Psicoterapeuta

Maristela Volpiano
- Psicóloga Psicoterapeuta

Mireile Luz Gomes
- Psicóloga Psicoterapeuta

Otávia Regina Souza Costa
- Psicóloga Psicoterapeuta

Patrícia Satiko Aokil
- Médica Psiquiatra

Silene Pereira Ribeiro
- Psicóloga Psicoterapeuta

Vanessa Castellari dos Santos
- Psicóloga

Agradecemos aos nossos
pacientes, professores
e parceiros.

Apresentação à 4ª edição

O contato que tivemos com os grandes mestres da psiquiatria brasileira, como J. Leme Lopes, Carvalhal Ribas, Clóvis Martins, Carol Sonenreich, M. Chalub, Vaz Arruda, Othon Bastos, Romildo Bueno, Del Porto e outros, estimulou-nos muito para o aprendizado da psicopatologia, da psiquiatria e da psicologia, assim como o convívio em nossa escola com Enzo Azzi, Paulo Fraletti, Aníbal Silveira, E. Carlini, Átila Ferreira Vaz, Carlos Roberto Hojaij e outros nos incentivava ao exame contínuo e dedicado de pacientes no Hospital do Juqueri, em Franco da Rocha; este apreço por estas disciplinas já vinha dos primeiros anos de nossa formação médica, marcados que fomos pela frase do nosso saudoso professor de propedêutica médica Dr. Gianonni: "Palpa melhor quem palpa mais", em suas aulas na Faculdade de Medicina da Santa Casa de São Paulo.

Estes fatos e nossa atividade didática nos incitaram a propor este guia como um subsídio preliminar para os estudantes e profissionais no estudo da semiologia psiquiátrica, visando a abordagem dos conceitos gerais e as questões práticas do exame das funções mentais, sem a pretensão de nos estendermos nas abordagens teóricas e doutrinárias que a psicopatologia geral oferece, e já bem estudadas na bibliografia nacional por grandes autores, como Nobre de Melo, Paim, Sá Miranda e Dalgalarrondo, leituras importantes para o aprofundamento do estudo, assim como os grandes clássicos da psicopatologia geral desde seu grande precursor, o mestre Karl Jaspers, e os grandes professores da história da Psiquiatria – E. Kraepelin, E. Breuler, Carl e Kurt Schneider, E. Kretschmer, L. Binswanger, Henri Ey, López Ibor, Mira y Lópes, Alonso Fernández e outros. A maior pretensão deste guia é a postura pedagógica e didática para o exame das funções mentais, onde lançamos mão de recursos pictóricos que julgamos facilitadores da apreensão das informações iniciais, que poderão incentivar o estudante ao conhecimento mais aprofundado de tão rica matéria.

O grupo de jovens autores e colaboradores, assim como o brilhante cartunista e artista gráfico Camilo Riani, trabalharam com afinco, criatividade e dedicação nesta tarefa de organização e comunicação do material, num esforço muito mais de se colocarem no papel de aprendizes – o que sempre seremos – do que na posição de teóricos experientes dentro de posições acadêmicas. Apesar disso, nunca descuidamos do esmero conceitual, algo que sempre privilegiamos na elaboração do guia, para tornarmos pertinente o ensino e o aprendizado, os quais consideramos, como já dissemos, a nossa tarefa principal.

Fizemos a divisão das funções mentais em número de 12, e na sua apresentação utilizamos o esboço de pinturas clássicas para sua melhor memorização; outros facilitadores diretos foram os ícones que aparecem na margem esquerda do texto: eles esclarecem sobre a definição da função estudada (o que sou), em qual patologia ela pode ser encontrada (onde estou), sua diferenciação de outros sintomas (não sou), outros dados técnicos da referida função (sou mais isso), além de dados específicos do exame direto do paciente e a possibilidade que temos da utilização de testes e escalas na investigação da função em estudo (como me encontrar). Evitamos ao máximo a presença de referências bibliográficas no texto para não trazer sobrecarga visual, e assim propiciarmos a finalidade pedagógica almejada. No final de cada capítulo colocamos um esquema sintético do texto para utilização numa consulta mais ágil. Também utilizamos, entremeados no texto, algumas frases, citações e provérbios, pois entendemos como Leandro Konder, escritor e filósofo fluminense, que "o avesso da sabedoria popular que se expressa nos provérbios também é fonte de sabedoria". Salientamos que as charges são sempre alusivas, tentando assim proporcionar uma consulta e leitura agradável, assim como a linguagem sucinta e objetiva busca este intento.

Marcos de Jesus Nogueira

Sumário

Capítulo 1 – Consciência e suas Alterações, 1

Consciência Neurológica, 4

Alterações Quantitativas da Consciência Neurológica, 7

Obnubilação, 7

Estupor, 8

Coma, 9

Alterações Qualitativas da Consciência Neurológica, 11

Delirium, 11

Estado Crepuscular, 13

Estados Oniroides, 14

Consciência Reflexiva, 15

Alterações da Consciência Reflexiva, 16

Despersonalização e Desrealização, 16

Crise de Identidade, 17

Estados de Êxtase, 17

Mutação da Personalidade, 18

Transformação da Personalidade ou Transitivismo, 18

Possessão, 19

Capítulo 2 – Atenção e suas Alterações, 21

Atenção, 24

Alterações da Atenção, 25

Distração, 25

Hipoprosexia, 26

Hiperprosexia, 27

Aprosexia, 27

Capítulo 3 – Orientação e Suas Alterações, 31

Orientação, 34

Alterações da Orientação, 36

Desorientação Orgânica, 36

Desorientação Afetivo-Volitiva, 37

Desorientação Psicótica, 39

Capítulo 4 – Memória e suas Alterações, 41
Memória, 44
Alterações Quantitativas da Memória, 49

Hipermnésia, 49

Amnésia, 50

Alterações Qualitativas da Memória, 54

Paramnésias, 54

Capítulo 5 – Sensopercepção e suas Alterações, 61
Sensopercepção, 64
Imagem, Representação e Imaginação, 69
Alterações Quantitativas da Sensopercepção, 70

Hiperestesia, 70

Hipoestesia, 71

Analgesia/Anestesia, 72

Parestesias, 73

Disestesias Táteis, 73

Alterações Qualitativas da Sensopercepção, 74

Agnosias, 74

Ilusão, 78

Alucinação, 80

Falsos Reconhecimentos, 88

Alucinose, 89

Pseudoalucinação, 90

Capítulo 6 – Humor e suas Alterações, 95
Humor, 98
Alterações do Humor, 99

Rebaixamento, 99

Exaltação, 102

Disforia, 104

Puerilidade, 106

Moria, 107

Irritabilidade Patológica, 108

Capítulo 7 – Emoções e Sentimentos e suas Alterações, 111

Emoções, 114

Alterações das Emoções e Sentimentos, 118

Apatia, 118

Anedonia, 119

Sentimento de Falta de Sentimento, 119

Embotamento Afetivo, 120

Ambivalência Afetiva, 121

Labilidade Afetiva, 121

Incontinência Emocional, 122

Sentimento de Insuficiência, 123

Angústia Patológica ou Aflição, 124

Sentimentos Especiais dos Quadros Esquizofrênicos, 124

Transtornos da Ansiedade, 125

Capítulo 8 – Pensamentos e suas Alterações, 129

Pensamento (Processo Racional, Razão), 132

Alterações do Curso do Pensamento, 134

Pensamento Inibido, 134

Lentificação do Pensamento, 134

Aceleração do Pensamento, 135

Fuga de Ideias, 136

Descarrilhamento, 137

Pensamento Confusional, 137

Desagregação, 137

Interceptação, 138

Pensamento Prolixo, 139

Alterações do Conteúdo do Pensamento, 140

Pensamento Pobre (Concreto, Deficitário e Demencial), 140

Pensamento Vago, 140

Dissociação, 141

Pensamento Mágico, 142

Pensamento Derreísta, 143

Pensamento Obsessivo, 144

Roubo do Pensamento, 145

Delírios, 145

Ideias Deliroides, 147

Capítulo 9 – Linguagem e suas Alterações, 151

Linguagem, 154

Alterações Neurológicas da Linguagem, 156

Disartria, 156

Dislalia, 157

Alexia, 158

Dislexia, 158

Agrafia, 160

Transtorno da Leitura, 160

Transtorno de Soletrar, 161

Afasia, 161

Síndrome de Landau-Kleffner, 163

Alterações Psiquiátricas da Linguagem, 164

Disfemias, 164

Logorreia, 164

Bradilalia, 165

Mutismo, 166

Ecolalia, 167

Estereotipia e Perseveração Verbal, 168

Logoclonia e Palilalia, 168

Verbigeração, 169

Mussitação, 169

Neologismo, 170

Jargonofasia, 170

Glossolalia, 171

Pararrespostas, 171

Capítulo 10 – Instinto, Impulso e Vontade e suas Alterações, 173

Instinto, Impulso e Vontade, 175

Instintos, 176

Alterações dos Instintos, 178

Alimentares, 178

Sono, 180

Dissonias, 180

Parassonias, 180

Resposta Sexual, 182

Alterações da Resposta Sexual, 182

Identidade Sexual, 183

Excreção, 183

Impulso, 184

Alteração dos Impulsos de Agressividade Atenuada, 184

Alterações do Controle dos Impulsos Agressivos, 186

Alterações do Controle dos Impulsos Sexuais, 188

Alterações do Controle dos Impulsos Decorrentes de Dependência Química, 189

Vontade, 192

Alterações da Vontade, 192

Hipopragmatismo, 196

Capítulo 11 – Psicomotricidade e suas Alterações, 199

Psicomotricidade, 202

Alterações da Psicomotricidade, 203

Agitação Psicomotora, 203

Inibição Psicomotora, 204

Acinesia, 205

Apraxia, 205

Psicomotricidade Predominantemente Esquizofrênica, 206

Psicomotricidade Conversiva, 208

Psicomotricidade Neurológica, 209

Tiques, 210

Capítulo 12 – Inteligência e suas Alterações, 213

Inteligência, 216

Alterações Quantitativas da Inteligência, 222

Deficiência Intelectual, 222

Anexos, 229

Glossário, 237

Referências Bibliográficas, 247

CAPÍTULO 1

Consciência e suas Alterações

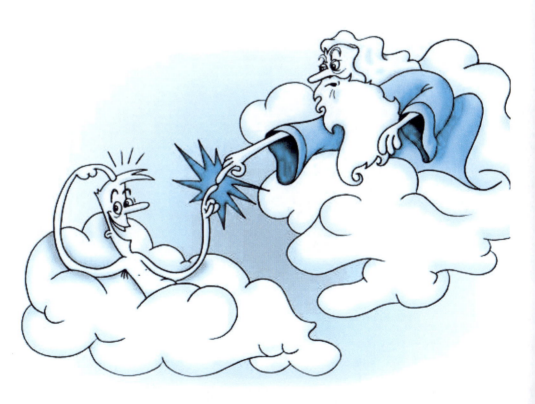

Inspirado na obra "A Criação" de Michelangelo

CONSCIÊNCIA

CONSCIÊNCIA NEUROLÓGICA

Tudo está em tudo.

Anaxágoras (cerca de 428-500 a.C.), filósofo grego.

▶ É o estado cíclico (sono-vigília) do nível geral de atividade do sistema nervoso, com variações quantitativas (vigilância-apagamento).

▶ Pode ser denominada NEUROPSICOLÓGICA.

▶ Ela é regulada por sistemas moduladores difusos formados por conjuntos de neurônios, com diferentes neurotransmissores.

▶ O seu funcionamento, dentro da escala sono-vigília, é dado por um campo como se fosse a luz de uma lanterna, no qual temos a parte polarizada (um foco com mais atividade e clareza) e a parte marginal (de atividade mais obscura, que Kretschmer chamava de franja, margem ou umbral).

▶ O sono e o sonho são variações normais da consciência neurológica.

▶ O ciclo sono-vigília é o mais conhecido dos ritmos da vida, e é acompanhado de outras alterações quantitativas cíclicas, por exemplo, temperatura corporal, hormônio de crescimento, cortisol, potássio etc.

▶ Os ciclos e ritmos da vida de acordo com a frequência em que ocorrem são denominados:

- circadianos (repetem-se em cerca de 24 horas): sono e outros fenômenos;

- infradianos (ritmo maior que o diário): comportamento sexual e reprodutivo dos animais (cio), ciclo menstrual das mulheres e temperatura corporal das mulheres na ovulação;

- ultradianos (ritmo menor que 24 horas): concentração sanguínea do hormônio luteinizante nas mulheres, que após a ovulação apresenta variações quase de hora em hora;

- circanuais (ritmos corporais que acompanham as estações do ano): hibernações dos animais e alguns transtornos de humor.

▶ O ciclo sono-vigília é sincronizado pelo sistema temporizador do núcleo supraquiasmático do hipotálamo, que funciona como um sistema modulador, de forma específica (mecanismo de atenção) ou difusa (nível de vigília e atividade).

▶ O estado da consciência neurológica é regulado pelo sistema reticular, que se estende desde o tronco cerebral (bulbo) até a parte superior da ponte (*locus ceruleus*) e do mesencéfalo, com neurônios de funções moduladoras difusas (diferentes neurotransmissores, sendo a maioria noradrenérgicos).

São ascendentes e com ações no diencéfalo (tálamo, hipotálamo e epitálamo – glândula pineal) e telencéfalo, além de ramos descendentes.

▶ Assim, a atividade consciente envolve regiões corticais com suas redes neuronais (occipital-visual, parietal [reconhecimento], pré-frontais [organização consciente]); a ligação do tálamo com o córtex proporciona a atividade consciente.

▶ O relógio biológico hipotalâmico tem um ciclo aproximado de 24 horas e, por isso, precisa ser "ajustado" ao ciclo natural dia-noite mediante modulações dadas pela luz do dia e pela produção de melatonina por parte da glândula pineal, a qual é considerada também um temporizador infradiano circanual, monitorando as estações do ano e sincronizando as mudanças das atividades corporais.

▶ O estudo do sono pode ser acompanhado por meio do uso de equipamento chamado polissonógrafo, que monitora e documenta o sono com o EEG (atividade cerebral), o ECG (frequência cardíaca), o eletromiograma (tônus muscular), o eletro-oculograma (movimentos oculares) e outros.

▶ Estágios do sono – durante uma noite de sono o indivíduo passa várias vezes (4 a 6 vezes) por uma sequência (de 70 a 120 minutos) de cinco fases:

- Estágio 1 – É um estágio curto, de aproximadamente 5% do tempo total de sono.
  - EEG – ritmo alfa para teta (voltagem média e frequência baixa), passando para teta (frequência mais baixa).
  - Eletromiograma – ativo, variável e diminuindo.
  - Eletro-oculograma – ativo em padrão de rolagem lenta.

- Estágio 2 – Indivíduo mais adormecido, no estágio mais longo do sono – aproximadamente 50% do total do tempo do sono.
  - EEG – ondas de alta voltagem (fusos e complexo K).
  - Eletromiograma – tônus muscular diminuído.
  - Eletro-oculograma – movimentos raros dos olhos.

- Estágio 3 – Sono mais profundo, sua duração é de aproximadamente 10% do tempo total de sono (é difícil acordar).

- Estágio 4 – Idêntico ao estágio 3, também muito profundo, com duração de aproximadamente 15% do sono (chamado de sono de ondas lentas).
  - EEG – ritmo delta (alta amplitude).
  - Eletromiograma – músculos quase atônicos.
  - Eletro-oculograma – movimentos oculares ausentes.

- **Estágio 5** – (Fase REM ou sono paradoxal) – sono profundo.
  - EEG (dessincronizado, de ondas mistas de baixa amplitude, semelhante ao estágio 1).
  - Eletromiograma – tônus muscular ausente.
  - Eletro-oculograma – movimento rápido dos olhos (REM).
  - Presença de sonhos em quase todo o tempo.
  - Duração – aproximadamente 25% do total de tempo de sono.
  - Nesta fase ativa-se a ligação do tronco cerebral com córtex occipital que dá o caráter visual dos sonhos.

▶ Quando acordado, o indivíduo no EEG apresenta ondas beta.

▶ Os sonhos são bastante frequentes, mas não a sua lembrança, e são quase sempre experiências visuais.

▶ O organodinamismo de Henri Ey é a doutrina que serve de ponto de partida para a caracterização da consciência na acepção neurofisiológica.

▶ Os processos fisiológicos que constituem a base da consciência neurológica foram inicialmente estudados por Pavlov.

ALTERAÇÕES QUANTITATIVAS DA CONSCIÊNCIA NEUROLÓGICA

Obnubilação

- Diminuição branda da claridade da consciência neurológica com queda da atenção e sensopercepção.
- Lentidão da compreensão e da elaboração das impressões sensoriais.
- Pequeno grau de sonolência ou perplexidade, além de certa desorientação.
- A produtividade psíquica e a capacidade de iniciativa são muito pobres.

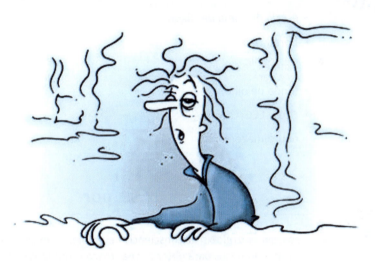

- Início de quadros orgânicos cerebrais.
- Psicoses sintomáticas.
- Reações exógenas (substâncias alucinógenas e outras substâncias tóxicas).
- Traumatismos cranianos.

- NÃO É depressão.
- NÃO É esquizofrenia catatônica.
- NÃO É deficiência intelectual e autismo.
- NÃO É sonolência, fadiga e estresse.
- NÃO É conversão e dissociação.

▶ Ao exame:
- pesquisar obrigatoriamente a orientação no tempo e no espaço;
- observar a fácies e a postura para avaliar o grau de sonolência ou perplexidade:
- (expressão de espanto ou indiferença); o paciente vê, ouve, sente, mas não elabora, não concebe e não responde;
- no exame é necessário insistir com perguntas para verificar se houve apreensão do sentido destas.

▶ Testes e escalas:
- miniexame do estado mental;
- escala de coma de Glasgow.

▶ Laboratórial:
- exames de sangue;
- fundo de olho;
- ECG e EEG;
- neuroimagem.

Estupor

▶ Rebaixamento global da consciência neurológica, em que é necessário provocar estímulos intensos para obter apenas reações primitivas (gemer ou balbuciar).

▶ Incapacidade de ação espontânea, com grande inibição da psicomotricidade e da vontade.

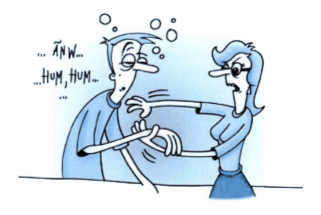

- Evolução de quadros orgânicos cerebrais, psicoses sintomáticas e reações exógenas.
- Estados depressivos graves.
- Tumores intracranianos.
- Epilepsia (pós-convulsão).
- Reação aguda ao estresse.
- Fadiga extrema.
- Conversões.

- NÃO É catatonia.
- NÃO É deficiência intelectual profunda.
- NÃO É sono.
- NÃO É coma.

- O traçado do EEG está globalmente lentificado (ritmos delta e teta).

- Ao exame:
  - na inspeção já se observa uma grande sonolência e lentificação psicomotora intensa;
  - no contato verbal, praticamente não responde às perguntas.
- Testes e escalas:
  - escala de coma de Glasgow.
- Laboratório:
  - exames de sangue, fundo de olho, ECG, EEG, neuroimagem.

Coma

- Abolição total da interação entre o indivíduo e o meio.
- Perda total da atividade voluntária.

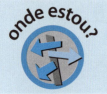

- É o grau mais grave da evolução clínica de: quadros orgânicos cerebrais, reações exógenas, doenças somáticas graves e coma induzido pela anestesia.

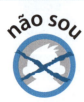

- NÃO É estado de mal epiléptico (suspensão ictal ou paroxística).
- NÃO É sedação medicamentosa.
- NÃO É sono profundo.
- NÃO É catalepsia.
- NÃO É hipnose.

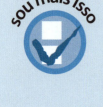

- O termo "coma" provém do grego e significa precisamente "sono profundo".
- Quando há alguma atividade psíquica presente, ainda que confusa, fala-se em coma vígil.
- Os estados de coma são observados em todas as formas diretas ou indiretas de lesão cerebral.
- O traçado de EEG possui a maior lentificação possível, podendo levar à classificação do tipo de coma.
- Graduação – GRAU I (semicoma), GRAU II (coma superficial), GRAU III (coma profundo), GRAU IV (grave).

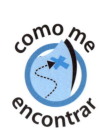

- Ao exame:
  - observar a condição postural do paciente, pois a supressão total da consciência neurológica implica uma desorganização do tônus muscular e obriga à queda, com permanência em posição horizontal, relaxamento ou hipotonia muscular generalizada, elevação do umbral da sensibilidade até a completa anestesia, abolição de reflexos etc.;
  - observar a aparência: o paciente pode apresentar a fácies calma, aparência de repouso e, algumas vezes, traços de hemiplegia;
  - notar que os movimentos oculares são errantes e as pupilas, midriáticas;
  - a respiração é pouco profunda e acelerada, às vezes de ritmo irregular e com estertores;
  - do ponto de vista semiológico, deve-se investigar se o coma foi súbito (hemorragia, embolia, artrite sifilítica), ou se teve instalação lenta (intoxicações, distúrbios metabólicos, meningite).
- Testes e escalas:
  - escala de coma de Glasgow.
- Laboratório:
  - Exames de sangue, fundo de olho, ECG, EEG, neuroimagem.

ALTERAÇÕES QUALITATIVAS DA CONSCIÊNCIA NEUROLÓGICA

Delirium

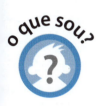

▶ Disfunção transitória no metabolismo cerebral, reversível, com início agudo ou subagudo, e que se manifesta clinicamente por uma ampla gama de sintomas neuropsiquiátricos.

▶ Os sinais prodrômicos do *delirium* são:

- obnubilação e redução da capacidade de direcionar (desorientação alopsônica), manter ou deslocar a atenção e grande distraibilidade;
- irritabilidade e inquietação psicomotora;
- alteração cognitiva (diminuição da memória e orientação, discurso ilógico e confusão);
- distúrbios sensoperceptivos (ilusões e alucinações visuais);
- psicomotricidade aumentada ou diminuída;
- variações circadianas: sonolência diurna e agitação noturna;
- labilidade emocional, com variações desde a depressão até a disforia;
- distúrbios de comportamento, pensamento e do humor;
- despersonalização e/ou desrealização.

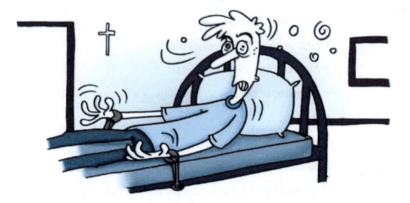

- Tumor cerebral primário.
- Traumatismo craniano (contusão, hematoma subdural).
- Infecção (cerebral e sistêmica).
- Acidente vascular (cerebral e geral).
- Distúrbios fisiológicos ou metabólicos (hipoxemia, distúrbios eletrolíticos, insuficiência hepática, hipo ou hiperglicemia).
- Distúrbios endócrinos (perturbação da tireoide ou glicocorticoides).
- Deficiências nutricionais (tiamina, B_{12}, pelagra).
- Abstinência de substâncias alucinógenas.
- Intoxicações por metais pesados.

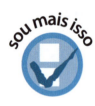

- Muito descrito na história da psiquiatria.
- Sinônimos – obnubilação da consciência, confusão, encefalopatia, estado confusional agudo, delírio oniroide e síndrome cerebral orgânica aguda.
- Dos pacientes hospitalizados por condição médica geral, 10% a 15% estão em *delirium* em algum momento (os geriátricos em porcentagem maior).
- Grande potencial para morbidade e mortalidade.
- Fatores predisponentes:
  - Idade;
  - Grandes queimaduras;
  - Cirurgias cardíacas;
  - Lesões cerebrais preexistentes;
  - AIDS e abuso de substâncias;
  - Estresse, imobilização prolongada e privação de sono.

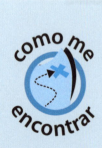

- Ao exame:
  - pesquisar obrigatoriamente a orientação no tempo e no espaço;
  - observar a fácies e a postura para avaliar o grau de sonolência ou perplexidade (expressão de espanto ou indiferença); o paciente vê, ouve, sente, mas não elabora, não concebe e não responde;
  - no exame é necessário insistir com perguntas para verificar se houve apreensão do sentido das perguntas.

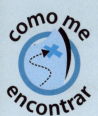

▶ Testes e escalas:

- miniexame do estado mental;
- escala de coma de Glasgow;
- teste do fundo branco – o paciente olhando fixamente um fundo branco (parede, papel etc.) poderá apresentar alucinações visuais;
- teste do globo ocular – realizar pequena pressão no globo ocular do paciente de olhos fechados, o que poderá resultar em alucinações visuais.

Estado Crepuscular

▶ Estado de estreitamento da consciência neurológica, em que subsistem conexões relativamente coordenadas, de curso breve, de início súbito, acompanhadas de amnésia anterógrada. Em geral, estão presentes experiências complexas, delirantes e alucinatórias (temas cósmicos, religiosos ou políticos).

▶ O paciente se apresenta um pouco confuso, perplexo, com afetividade indiferente às circunstâncias atuais.

▶ Geralmente apresentam amnésia total.

▶ Quando a gênese do fenômeno é de fundo unicamente emocional, é denominada estado segundo.

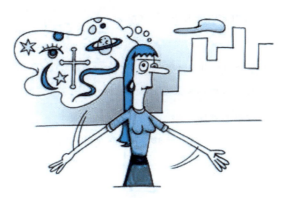

▶ Epilepsia.
▶ Histeria dissociativa.
▶ Intoxicações por substâncias alucinógenas.
▶ Estresse pós-traumático.

- Ao exame:
    - pesquisar obrigatoriamente a orientação no tempo e no espaço;
    - observar a fácies e a postura para avaliar o grau de sonolência ou perplexidade (expressão de espanto ou indiferença); o paciente vê, ouve, sente, mas não elabora, não conhece e não responde;
    - no exame é necessário insistir com perguntas para verificar se houve apreensão do sentido destas.
- Testes e escalas:
    - miniexame do estado mental;
    - escala de coma de Glasgow;
    - teste do fundo branco – ao paciente olhar fixamente um fundo branco (parede, papel etc.) poderá apresentar alucinações visuais;
    - teste do globo ocular – realizar pequena pressão no globo ocular com o paciente de olhos fechados, o que poderá resultar em alucinações visuais.

Estados Oniroides

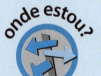

- Estado semelhante ao sonho com desorientação e confusão e intensa participação afetiva; presença de manifestações alucinatórias, com flutuação de desorientação e perplexidade.
- Sem amnésia ao fenômeno.

- Psicoses epilépticas.
- Formas agudas de esquizofrenias.
- Intoxicações.
- *Delirium tremens* – abstinência do álcool.

CONSCIÊNCIA REFLEXIVA

Muito acerta quem suspeita que sempre erra.

Quevedo y Villegas (1580-1645), poeta e satírico espanhol.

▶ Também pode ser chamada de Consciência Psicológica, ou Consciência do "Eu".

▶ Jaspers a definiu como o "todo momentâneo da vida psíquica" – em um dado momento os fenômenos conscientes são conhecidos pelo indivíduo à sua maneira.

▶ É uma atividade de grande complexidade que envolve todas as funções mentais, e é completamente enraizada na consciência neurológica.

▶ É subjetiva – quando os fenômenos são conhecidos pela interioridade de uma vivência.

▶ É objetiva – quando existe um saber (processo racional) de algo; o sujeito realiza um conhecimento racional e intencional dos objetos que percebe, imagina e pensa.

▶ Autorreflexão – é o conhecimento da própria identidade (consciência de si mesmo).

▶ Consciência ética – é a definição de nosso dever moral (ações em conformidade com os juízos de valor).

▶ Os conteúdos não acessíveis à consciência formam o inconsciente, criado por Freud e estudado por vários autores.

▶ Definições de inconsciente:

- Freud – entende que são processos mentais dinâmicos ideativos e afetivos que foram colocados fora da consciência pela repressão, mas que são poderosos e influenciam na vida psíquica e no comportamento da própria pessoa, e tornam-se conscientes quando realizam irrupções nos sonhos, atos falhos e no processo psicanalítico.

- Jaspers – "aquilo como de modo algum se sente como existindo interiormente, que não se vivencia em absoluto; aquilo que não se conhece como objeto, que não se nota (que por isso, no entanto, vem a ser mais tarde, percebido ou recordado); finalmente, é aquilo de que não se veio a saber".

ALTERAÇÕES DA CONSCIÊNCIA REFLEXIVA

Despersonalização e Desrealização

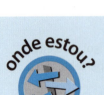

- Vivências de estranheza de si mesmo e do mundo circundante, respectivamente.
- Neste fenômeno, geralmente acompanhado de pressões na cabeça, sensação de sair do corpo e de anestesia, o mundo parece irreal, o corpo parece que mudou, a vida assemelha-se a uma automação, as emoções se perdem e o paciente parece que fica com uma desconexão emocional.
- Mantém-se a crítica da irracionalidade.
- A base do fenômeno é a ansiedade e as preocupações constantes.

- Fase aguda da esquizofrenia.
- Depressões.
- Abuso de substâncias alucinógenas.
- Transtorno de pânico.

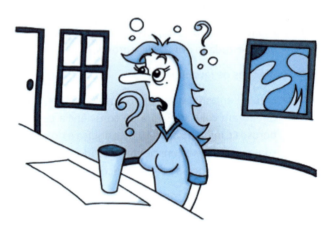

Crise de Identidade

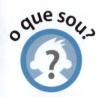

▶ Vivência de desorientação e confusão do indivíduo em relação ao que ele é, seu corpo, sua orientação sexual, suas ligações afetivas; enfim, ao seu mundo.

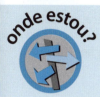

▶ Muito comum em adolescentes.

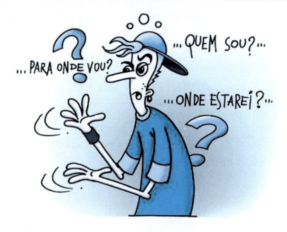

Estados de Êxtase

▶ É a vivência de afastar-se de si mesmo, alcançando outra condição que "desliga" a pessoa dos limites de sua personalidade.

▶ Nas psicoses esquizofrênicas.
▶ Nos transtornos dissociativos histéricos.
▶ Mania.
▶ Estados epilépticos.
▶ Sob a forma de êxtase místico praticado por religiosos.
▶ Abuso de substâncias alucinógenas.

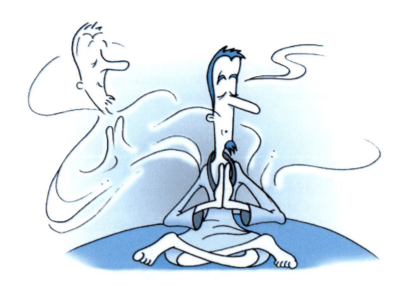

Mutação da Personalidade

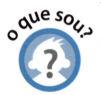
▶ Vivência de mudança interior e profunda de sua personalidade ("como se fosse outra pessoa").

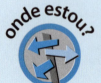
▶ Esquizofrenia.
▶ Neuróticos sugestionáveis.

Transformação da Personalidade ou Transitivismo

▶ É a vivência de ter sofrido uma transformação em outra pessoa.
▶ Fenômeno mais radical e mais grave do que a mutação da personalidade.

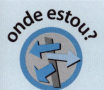

- Transtornos decorrentes de perturbações fisiológicas cerebrais e gerais.
- Transtornos esquizofrênicos.

Possessão

- Vivência em que o paciente se sente tomado ou possuído por espíritos estranhos, particularmente o demônio, os quais controlam sua mente e seu corpo, com comportamentos e movimentos estereotipados.
- Tudo que pode ser chamado de transe, frequentemente manifestado em cultos religiosos: Espiritismo, Umbanda, Candomblé e Religiões Evangélicas.

- Psicoses esquizofrênicas.
- Transtornos fóbicos.
- Transtornos dissociativos (transe histérico).
- Intoxicação por substâncias alucinógenas.

CONSCIÊNCIA NEUROLÓGICA			
	ALTERAÇÕES	POSSIBILIDADES DIAGNÓSTICAS
QUANTITATIVAS	Obnubilação	Início de quadros orgânicos cerebrais Psicoses sintomáticas Traumatismos cranianos
	Estupor	Idem ao anterior Estados depressivos graves Tumores intracranianos Epilepsia (pós-convulsão) Reação aguda ao estresse Fadiga extrema Conversões
	Coma	Grau mais grave da evolução clínica de: Quadros orgânicos cerebrais Reações exógenas Doenças somáticas graves Coma induzido por anestesia

Continua...

...continuação

QUALITATIVAS	*Delirium*	Tumor cerebral primário Traumatismo craniano Infecção (cerebral e sistêmica) Acidente vascular (cerebral e geral) Distúrbios fisiológicos ou metabólicos (hipoxemia, eletrolíticos, hepáticos e glicêmicos) Distúrbios endócrinos (perturbação da tireoide ou glicocorticoides) Deficiências nutricionais (tiamina, B_{12}, pelagra) Abstinência de substâncias alucinógenas Intoxicações por metais pesados
	Estado Crepuscular	Epilepsia Histeria dissociativa Intoxicações por substâncias alucinógenas

CONSCIÊNCIA REFLEXIVA	
ALTERAÇÕES	**POSSIBILIDADES DIAGNÓSTICAS**
Despersonificação Desrealização	Fase aguda da esquizofrenia Depressões Abuso de substâncias alucinógenas Transtornos de pânico
Crise de Identidade	Comum na adolescência
Estados de Êxtase	Psicoses esquizofrênicas Transtornos dissociativos histéricos Estados epilépticos/mania Êxtase místico (praticado por religiosos)
Mutação da Personalidade	Esquizofrenia Neuróticos sugestionáveis
Transitivismo	Transtornos esquizofrênicos Transtornos decorrentes de perturbações fisiológicas cerebrais e gerais
Possessão	Psicoses esquizofrênicas Transtornos fóbicos Transtornos dissociativos Intoxicação por substâncias alucinógenas

CAPÍTULO 2

Atenção e suas Alterações

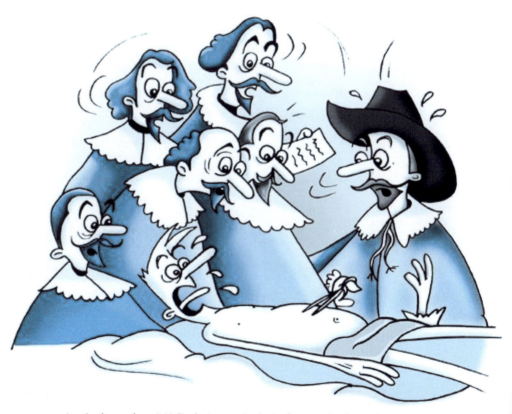

Inspirado na obra: *A Lição de Anatomia do Professor Tulp*, de Rembrandt

ATENÇÃO

ATENÇÃO

Se o rato ri do gato, é porque tem, bem pertinho, uma toca para fugir.

Ditado nigeriano

▶ É uma atividade psíquica da cognição integrada, que produz o fenômeno da concentração sobre determinados estímulos experimentados (objetos ou eventos).

▶ Pode ser influenciada pelo humor, por sentimentos e vontade, assim como influencia a sensopercepção e a consciência.

▶ Os estímulos podem ser sensoriais, cognitivos ou afetivos.

▶ É uma função complexa que envolve múltiplas estruturas neurofisiológicas situadas em vários locais do sistema nervoso, com envolvimento de diferentes neurotransmissores.

▶ Não é considerada uma função psíquica autônoma, e sim integrada com outras atividades basais como consciência neurológica, orientação e memória.

▶ Pode ser passiva ou espontânea (vigilância) e voluntária (tenacidade).

▶ As alterações mais acentuadas da atenção são encontradas em quadros lesionais e disfuncionais orgânicos, mas podem sofrer alterações simples, brandas, oscilatórias e flutuantes em quase todos os transtornos emocionais e mentais.

▶ Alguns fatores intrapsíquicos (motivacionais) modificam a eficácia da atenção, assim como fatores fisiológicos.

▶ Influências exógenas como alimentos, álcool e outras drogas, medicamentos e fatores estressantes levam a alterações significativas da eficácia da atenção e da concentração.

▶ A psicologia divide a atenção em:

- atenção concentrada – permite o foco;

- atenção seletiva – desvia do que não interessa;

- atenção dividida – duas tarefas;

- atenção alternada – possibilita o planejamento da ação (controle executivo), muda o foco voluntariamente;

- atenção sustentada – capacidade de manter a ação por muito tempo.

ALTERAÇÕES DA ATENÇÃO
Distração

Um homem surpreendido já está meio derrotado.
Thomas Fuller (1654-1734), médico e escritor inglês.

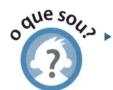

▶ É a dificuldade para concentrar a atenção sobre um estímulo mais significativo; pode ser chamada de desatenção ou distraibilidade.

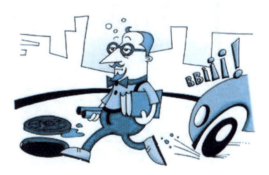

▶ A distraibilidade pode ocorrer por excesso de concentração, como no caso de pessoas muito preocupadas (ansiosas), estudiosos ou meditadores, que têm interesse por estímulos exclusivos (pensamentos, sensações e percepções). Há um aumento da atenção voluntária e uma queda da atenção espontânea.

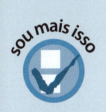

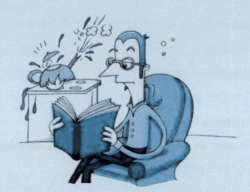

▶ A distraibilidade por falta de concentração pode ocorrer mesmo em situações de hipervigilância, em que a atenção flutua com qualquer estímulo do ambiente. Há uma diminuição da atenção voluntária e um aumento da atenção espontânea.

Hipoprosexia

▶ Redução acentuada da atenção, de forma global (espontânea e voluntária), geralmente com aumento da fadiga, dificultando a percepção dos estímulos ambientais e a compreensão. Esse comprometimento basal das atividades psíquicas atinge as atividades mais complexas como a cognição.

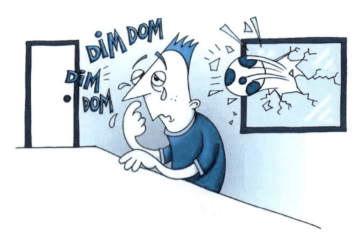

▶ Transtornos depressivos (estupor melancólico).
▶ Embriaguez alcoólica aguda e embriaguez patológica.
▶ Intoxicações exógenas (cocaína, anfetamina e outras).
▶ Demência.
▶ Esquizofrenia (voltado para o mundo interno).
▶ Autismo.
▶ Deficiência intelectual servera.
▶ Transtorno cognitivo leve.
▶ Epilepsia.
▶ Estados de obnubilação da consciência neurológica.
▶ Paralisia geral.

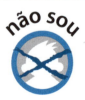

▶ NÃO É distraibilidade.

Hiperprosexia

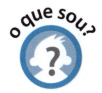

▶ Prejuízo qualitativo da atenção voluntária e aumento quantitativo da atenção espontânea, caracterizado por uma extrema labilidade de concentração, que leva o indivíduo a se dirigir aos mais diversos estímulos sensoriais, sem nenhum foco determinado.

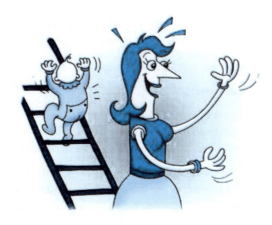

▶ Episódios maníacos.
▶ Intoxicação por estimulantes (cafeína e anfetamina).
▶ Transtorno hipercinético da infância.
▶ Excitações passionais.

Aprosexia

▶ É a total abolição da capacidade de atenção por mais intensos que sejam os estímulos.

▶ Estupor.
▶ Traumas cranioencefálicos (lesões subcorticais).
▶ Distúrbios metabólicos e tóxicos.
▶ Deficiência intelectual severa.
▶ Demências graves.

▶ NÃO É hipoprosexia.

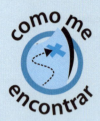

▶ Ao exame:
- observar a atitude do paciente durante o exame e a adequação e a rapidez de respostas às perguntas formuladas;
- observar o grau de distraibilidade e fatigabilidade ante o exame.

▶ Testes e escalas:
- Teste de Bourdon – consiste em oferecer ao paciente um trecho escrito sem separação de vocábulos, ou um conjunto de letras sem conexão, num total de 100 palavras, em que se deve riscar todos os *a* ou todos os *n*.
- Teste de Span de dígitos – o paciente deve repetir uma série de dígitos que pronunciamos em voz alta, de forma pausada, evitando-se tudo o que pode distrair o paciente. O indivíduo normal repete corretamente seis a sete dígitos.

Praticar e assistir a esportes é perder-se em concentrada intensidade.
Pablo Morales, nadador, treinador e advogado americano.

TESTE	FUNÇÃO
Hayling reduzido	Inibição de respostas
Hayling completo	Inibição de respostas
Fluência verbal livre	Monitoramento de regras
Fluência verbal fonêmica (P)	Monitoramento de regras
Fluência verbal categórica (vestimenta)	Monitoramento de regras
Teste de fluência verbal (FAM + animais)	Monitoramento de regras
Geração aleatória de números	Monitoramento de regras
Torre de Londres	Planejamento
Torre de Hanoi	Planejamento
Stroop test (amarelo/vermelho)	Atenção seletiva
Stroop test (rosa/marrom)	Atenção seletiva
Pontos coloridos	Atenção seletiva
Trail making test A e B (versão de 25)	Atenção sustentada e alternada
Teste de trilhas	Atenção sustentada e alternada
Teste de trilhas para pré-escolares – atenção	Atenção sustentada e alternada
Five digit test (FDT)	Emissão de respostas automáticas e controladas
THCP-subteste atenção	Atenção
TAVIS-4	Atenção sustentada, alternada e seletiva
D2-R	Atenção concentrada
BPA	Atenção geral

Segundo Conselho Federal de Psicologia.

ATENÇÃO	
ALTERAÇÕES	**POSSIBILIDADES DIAGNÓSTICAS**
Distração	Excesso de concentração por estímulos exclusivos (pensamento, sensações e percepções). Ocorre um aumento da atenção voluntária e uma queda da atenção espontânea
Hipoprosexia	Transtornos depressivos (estupor melancólico), embriaguez alcoólica aguda e embriaguez patológica Intoxicações exógenas (cocaína, anfetamina e outras) Demência Esquizofrenia Autismo Deficiência intelectual Transtorno cognitivo leve Epilepsia Estados de obnubilação da consciência neurológica Paralisia geral
Hiperprosexia	Episódios maníacos Intoxicação por estimulantes (cafeína e anfetamina) Transtorno hipercinético da infância Excitações passionais
Aprosexia	Amência Estupor Traumas cranioencefálicos (lesões subcorticais) Distúrbios metabólicos e tóxicos Deficiência intelectual severa Demências graves

CAPÍTULO 3

Orientação e suas Alterações

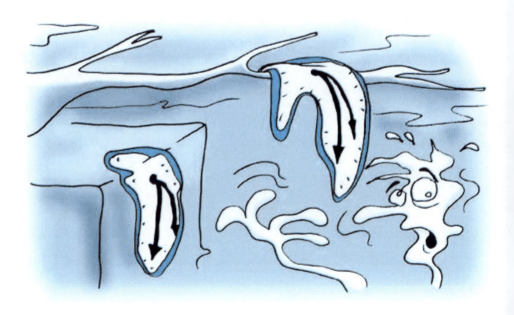

Inspirado na obra: *A persistência da memória*, de Salvador Dali

ORIENTAÇÃO

ORIENTAÇÃO

O tempo é um fio/bastante frágil./Um fio fino/que à toa escapa.

Henriqueta Lisboa (1904-1985), poeta mineira.

▶ É uma função mental complexa, que dá ao indivíduo a capacidade de situar-se em relação a si próprio e ao mundo, no tempo e no espaço.

▶ É integrada com a consciência (neurológica e reflexiva), atenção, memória, sensopercepção, emoções e sentimentos, como também ao tônus do humor.

▶ Pode ser:

- • alopsíquica (relativa ao tempo e espaço) – grande integração com a sensopercepção e a memória;

- • autopsíquica (relativa a si próprio e ao ambiente circundante) – permite ao indivíduo identificar-se, e aos grupos aos quais pertence e com os quais se confronta. Em geral, é a última a ser alterada.

▶ Os distúrbios de orientação podem ser de ordem global ou atingir apenas alguns setores dela.

▶ Wernick (1848/1905) foi o primeiro a estudar e a descrever os aspectos da orientação.

▶ Espaço e tempo, segundo Jaspers (1883/1969), são qualidades primordiais na estrutura da vivência (experiência vivida do espaço e tempo), como já dizia Kant no século XVIII – intuições *a priori*.

▶ No século XIX, os filósofos, inspirados nas ideias de Newton e Leibniz, viam o tempo e o espaço como dimensões objetivas, ou seja, o espaço como depositário de objetos e o tempo como marcado do relógio ou calendário.

▶ O fundador da fenomenologia Husserl (1859/1938) fala em temporalidade da consciência (a consciência é transcendida pelo desdobramento do tempo, o qual aparece como uma dimensão do ser).

▶ A compreensão da temporalidade requer uma análise dos atos da consciência e de seus objetos (intencionalidade). As propriedades da forma e do tempo residem, para Husserl, na subjetividade, não podendo ser derivadas dos conteúdos apreendidos.

▶ Merleau-Ponty (1908/1961) faz uma divisão do espaço (perceptivo, antropológico e geométrico) e diz que o "espaço-tempo" é uma síntese unitária – "se eu digo que vejo um objeto a certa distância, isso significa que eu já o vejo ou que ainda o vejo".

► O filósofo existencial Heidegger (1889/1951) dá mais importância à temporalidade do que à espacialidade – o "eu" é mais ativo nas vivências do tempo do que nas do espaço – a vivência do tempo aponta para o núcleo da minha existência, enquanto a vivência de espaço está ligada aos objetos que estão à minha frente.

► Binswanger (1881/1966) diz que o espaço é antes de tudo uma vivência – "o espaço sintônico" – a tonalidade do espaço vivido é dada em função do estado de ânimo ou humor.

► Piaget afirma que o desenvolvimento da noção de espaço antecede o da noção do tempo.

ALTERAÇÕES DA ORIENTAÇÃO

Onde quer que você esteja é o ponto de partida.
Kabir (1440-1518), poeta e místico indiano

Desorientação Orgânica

▶ Predominantemente alopsíquica.

▶ Decorre de fatores orgânicos, os quais comprometem o funcionamento do cérebro tanto de forma local, como de maneira geral.

▶ Pode ser:

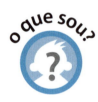

- oligofrênica – ocorre em função da dificuldade de aprendizado e compreensão dos fatos mundanos e relativos a sua própria pessoa, por causa do retardamento intelectual;

- confusional – é a desorientação causada pelo rebaixamento do nível da consciência neurológica, o que leva o paciente a apresentar uma dificuldade de situar-se quanto ao tempo e ao espaço, ou até mesmo quanto a sua própria pessoa. É bastante frequente, e encontrada nos transtornos de perturbações fisiológicas cerebrais e gerais, abuso de drogas, *delirium tremens* e traumas cranianos;

- amnéstica – ocorre em razão de uma dificuldade da memória de fixação ou de retenção, o que impede o paciente de perceber a fluência do tempo e do seu espaço vivencial. É encontrada em transtornos orgânicos cerebrais, particularmente na síndrome de Korsakoff;

- lacunar – é uma forma particular de desorientação que ocorre na amnésia orgânica, onde o paciente fica desorientado, com mais frequência em relação ao tempo e ao espaço; o paciente não sabe o que aconteceu, ou está acontecendo dentro de uma lacuna de tempo. Geralmente pergunta: "Onde estou, que aconteceu, que dia é hoje?" Ocorre em síndromes pós-concussionais;

- demencial – ocorre em função da perda da memória de fixação e das funções cognitivas, o que traz constante dificuldade de orientação temporal e espacial.

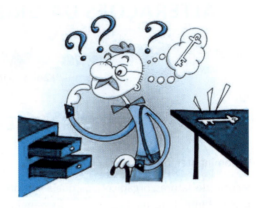

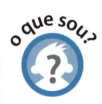

- Deficiência intelectual.
- Transtornos mentais fisiológicos cerebrais e gerais.
- Trauma e outros transtornos cerebrais.
- Abuso de drogas.
- Demências em geral.
- Epilepsia – pós-convulsão.

Desorientação Afetivo-Volitiva

- É decorrente de fatores emocionais, como também das alterações do humor e da vontade.
- Pode ser:
  - dissociativa (histérica) – ocorre desorientação autopsíquica e também alopsíquica, nos quadros neuróticos, sob a forma de fugas, amnésias, transe e possessão, em função de conflitos psíquicos;
  - apática ou abúlica – ocorre por um grande desinteresse do paciente em função dos quadros psiquiátricos que atingem o humor e a vontade, por exemplo, as depressões graves, catatonia, transtornos de personalidade e quadros neuróticos. O paciente mostra frieza ou inibição afetiva, com grande carência de energia psíquica. O indivíduo encontra-se com clareza da consciência neurológica e com nitidez sensorial, mas não se atém aos estímulos externos. Acaba por acontecer um comprometimento do juízo, uma vez que falta energia psíquica para o processamento das percepções e do raciocínio.

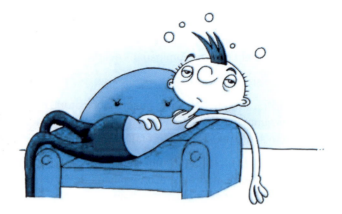

▶ Maníaca – ocorre nos quadros de humor altamente **exaltados**, em que o paciente acaba se perdendo em relação à noção da fluência do tempo, mostrando enorme distraibilidade; ocorre na mania franca.

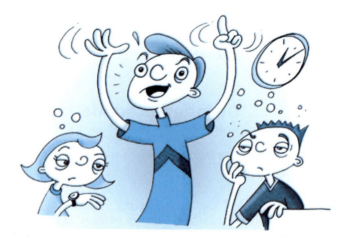

onde estou?
▶ Neuroses dissociativas e ansiosas.
▶ Depressões e mania.
▶ Transtornos de personalidade.

Desorientação Psicótica

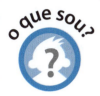

- Desorientação em decorrência de uma alteração dos juízos, presente nos quadros em que predominam os delírios. Geralmente é autopsíquica.
- Pode ser:
  - **delirante** – em função do quadro alucinatório e delirante, o paciente passa a ter uma concepção alterada da sua pessoa, como também de suas circunstâncias (p. ex., esquizofrenia);
  - **dupla orientação** – é aquela em que o paciente tem a orientação auto e alopsíquica, mas ela é acompanhada de outra orientação em relação a sua pessoa, por exemplo, um pescador, que sabe de sua condição, mas se identifica como Jesus Cristo – o Salvador. É também encontrada em psicoses esquizofrênicas.

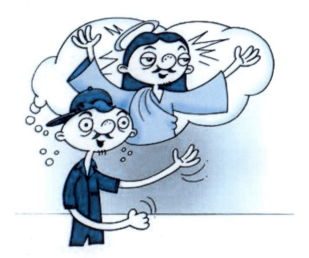

- **Desagregação** – é um comprometimento grave da atividade mental, impedindo a orientação alo e autopsíquica.

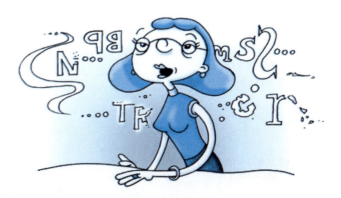

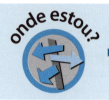

▶ Nas psicoses em geral e na esquizofrenia em particular.

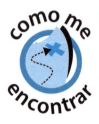

▶ Ao exame:
- realizar a pesquisa direta da orientação do paciente em relação ao tempo e espaço em que se encontra.

▶ Testes e escalas:
- miniexame do estado mental.

Não acredito que nada seja novo. Tudo é velho e novo.
Roberto Drummond (1933-2002), escritor mineiro.

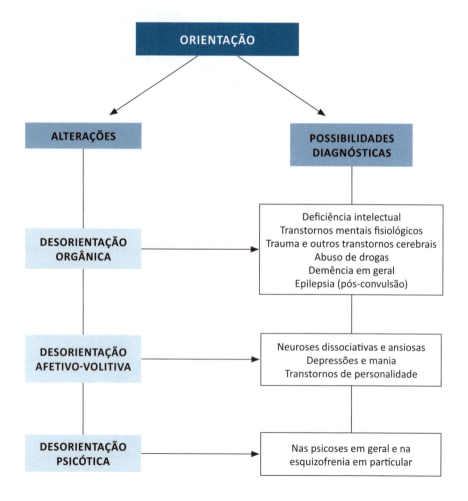

CAPÍTULO 4

Memória e suas Alterações

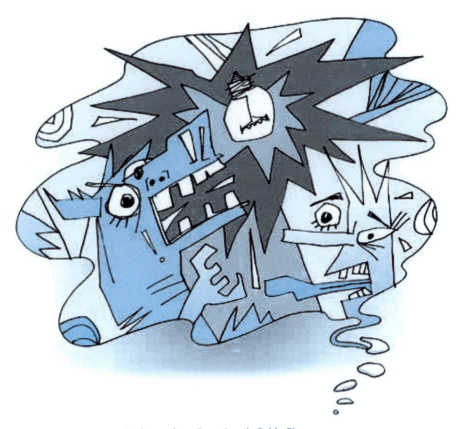

Inspirado na obra: *Guernica,* de Pablo Picasso

MEMÓRIA

MEMÓRIA

É a poesia que rompe o tempo, rompe a finitude e, por meio da memória, nos permite reviver aquilo que foi grande no passado.

Alfredo Bosi, sobre *Os Lusíadas*, no seu livro *O ser e o tempo da poesia*.

▶ Memória é a capacidade de codificar, armazenar e evocar informações ou experiências adquiridas ao longo dos anos. "Somos aquilo que recordamos e também somos o que resolvemos esquecer" (Izquierdo, 2018).

▶ É uma atividade psíquica basal, pela qual se dá a aquisição de conhecimento acerca do mundo e que nos leva ao aprendizado sobre ele. Só ficará na memória o que foi aprendido, e só lembramos aquilo que memorizamos e aprendemos, para nosso desenvolvimento e sobrevivência.

▶ Sua função é incessante e atuante no processo psíquico global, e é dividida em três capacidades:

- codificação – captar, registrar e codificar informações;

- armazenamento – reter e classificar as informações do arsenal mnêmico;

- evocação – recuperar e reproduzir os dados fixados.

▶ Memória de trabalho ou operacional é o sistema responsável pelo armazenamento de informações ativas, ou seja, necessárias para a realização de tarefas por um curto período de tempo. Sua execução exige constantemente operações mentais, a fim de manter infomações ativas até que seja concluído o objetivo. Por exemplo, ouvir um endereço ou número de telefone, retê-lo na mente até anotar. A memória de trabalho ou operacional consistem em dois subsistemas:

- verbal – codificação de informações verbais fonéticas (armazenamento fonológico – córtex parietal posterior);

- visuoespacial – codificação de informações visuais e espaciais (suas representações nos córtices parietal, temporal inferior e occipital estriatal).

  Os dois subsistemas da memória de trabalho ou operacional são coordenados por um terceiro, sistema executivo central, modulado ao córtex pré-frontal.

▶ O armazenamento da memória ocorre em etapas:

- em curto prazo ou imediata – por vezes confundida conceitualmente com memória operacional e atenção, o que a diferencia é a capacidade limitada, variando de segundos até 6 horas, sendo necessária concentração para entrada das infomações e a integridade das áreas pré-frontais. Por exemplo, cálculos mentais, manusear dinheiro (troco), raciocinar, tomar decisões etc.

- **em longo prazo** – é a que retém a informação de forma consolidada e ilimitada, possibilitando recuperação de dados autobiográficos e tudo que foi aprendido, fazendo parte do passado.

▶ A memória está em constante funcionamento, mas normalmente não faz registros definitivos de tudo o que ocorre com o indivíduo. O tempo de armazenamento é limitado pelo grau de importância e pelo tipo de utilização que faremos de cada evento registrado.

▶ O material evocado jamais é o mesmo do material consolidado. Ocorrem alterações pela história factual, mostrando que na memória as significâncias se integram às experiências, que por sua vez se transformam. Portanto, mesmo em condições habituais podem ocorrer lapsos de memória em sua manutenção de dados, fidelidade, seletividade e disponibilidade; há um provérbio que esclarece esse aspecto: "Quem conta um conto, aumenta um ponto".

▶ Não é possível a tentativa de recuperar o passado como ele originalmente aconteceu, nem mesmo por processo hipnótico. Vivências agradáveis são mais conservadas que vivências desagradáveis, e estas permanecem com mais facilidade do que as imparciais.

▶ As capacidades de codificação e evocação podem variar de indivíduo para indivíduo, bem como em diferentes situações e momentos de cada um, pois nem sempre o cérebro funciona com toda sua potencialidade. Portanto, elas podem ser treinadas e, consequentemente, melhoradas. A capacidade evocativa exige menor treinamento que a de codificação.

▶ Para modulação da memória, fenômenos e fatores psíquicos, como estado de ânimo, emoções, nível de alerta, ansiedade e estresse, modulam fortemente as informações armazenadas.

▶ Eidetismo – habilidade mnéstica de codificar, armazenar e evocar dados com extrema exatidão e riqueza de detalhes. Por exemplo, Mozart, um dos maiores nomes da música erudita e um dos compositores mais importantes da história da música clássica, com uma só audição de uma peça musical, era capaz de reescrevê-la em cada detalhe. Habilidade observada desde os 4 anos de idade pelo seu pai.

▶ Espaço e tempo – para o indivíduo, o tempo em que se passaram os fatos se apresenta como um espaço entre os fatos antigos e os atuais. No entanto, existe uma relatividade que interfere nessa experiência. Fatos muito significativos parecem se fixar como um evento recente, comparados com fatos de menor relevância. Por exemplo, a frase, "parece que foi ontem".

▶ Lembrança – recuperação presente de um fato passado como algo que não de agora, ou seja, bem discriminado dos dados atuais, como se fosse um quadro emoldurado. É uma atividade evocativa voluntária da experiência autobiográfica, também chamada de recordação.

▶ **Esquecimento** – faz parte do processo da vida do ser humano, algo natural, desde que não acarrete prejuízo nas atividades de vida diária do indivíduo. Desempenha papel importante como mecanismo de prevenção de sobrecarga nos sistemas cerebrais dedicados à memorização, além de permitir a filtragem dos aspectos mais relevantes ou importantes de cada evento.

▶ **Reconhecimento** – é a capacidade que a memória tem de identificar estímulos, pessoas, objetos e fatos já vivenciados. Utiliza-se de uma habilidade cognitiva de recuperação e identificação das informações consolidadas, por meio da comparação com experiências anteriores. É uma atividade espontânea e contínua da mente.

▶ Do ponto de vista neurofisiológico, há uma participação cerebral global no fenômeno da memória, gerando a hipótese de que o cérebro funcionaria como um holograma, não existindo nenhuma região anatômica específica para a memória:

- o córtex pré-frontal tem maior atividade na aquisição da memória de curto prazo, codificação;

- o hipocampo principal sede da memória e importante componente do sistema límbico, favorece o armazenamento, o processamento e a evocação dos dados mnêmicos;

- o córtex cerebral e suas associações participam na consolidação da memória de longo prazo.

▶ Além de ser uma função psíquica, a memória é a qualificação do registro de dados de várias naturezas:

- memória genética e epigenética – são registros abrangentes de informações biológicas adquiridos ao longo da história filogenética da espécie e experiências passadas de seus ancestrais por meio do material biológico (DNA, RNA, mudanças epigenéticas). São informações transmitidas independentemente de qualquer condicionamento ou aprendizagem;

- memória sensoriomotora – na dimensão psicomotora inclui tanto a memória de processos automáticos, como: correr, dançar e nadar, quanto a ações mais complexas, tocar um instrumento ou operar uma máquina. Na dimensão emocional está incluída a memória dos estados e fenômenos resultantes dos processos psíquicos afetivos como emoções, sentimentos, humor e afetos, inclusive em suas manifestações patológicas;

- **memória logicoverbal** – memória de agregados complexos de informações verbalizadas e de suas diretrizes lógicas. Podem ser:

  - **memória antropológica ou social** – registro de manifestações culturais de determinadas civilizações ou mesmo de pequenos grupos sociais estáveis. Inclui códigos de leis, folclore e padrões sociais. São dados registrados mais pelo significado do que pelas sensações;

  - **memória virtual** – acervo de registro de dados propriamente ditos de material escrito ou gravado por meio de equipamentos eletrônicos (filmadoras, gravadores, computadores e escritos, podendo ser livros, jornais e revistas).

Ler um livro pela primeira vez é conhecer um novo amigo.
Ler um livro pela segunda vez é encontrar um velho amigo.

Ditado chinês

▶ A memória e as instâncias funcionais:

- memória operacional – fornece ao indivíduo o armazenamento temporário de informação, com capacidade limitada necessária para a realização das operações do dia a dia: compreensão dos fatos, raciocínio lógico, resolução de problemas, ação comportamental, entre outras. Por exemplo, guardamos em nossa memória operacional o local onde estacionamos o carro. Essa informação só servirá até o momento de voltarmos ao carro para irmos embora. Depois disso a informação provavelmente será esquecida;

- memória declarativa ou explícita – é o sistema responsável por armazenar, evocar e recuperar fatos, conhecimentos e experiências de forma consciente. Seu processo pode ser por imagens visuais, palavras ou conceitos, com elevado nível de atenção. Por exemplo, o que fez no domingo passado ou detalhes da última viagem de férias;

- episódica – refere-se à recordação consciente de fatos reais, ou seja, é a memória responsável por reter informações de episódios pessoalmente vividos, autobiográfica em um determinado tempo e contexto. Por exemplo, o que fizemos no último aniversário ou Natal;

- semântica – é o sistema que armazena o aprendizado ao longo da vida, informações sobre fatos, conceito de conhecimentos gerais e regras relacionadas com uma determinada cultura. Por exemplo, Brasil é um país, canário é uma ave, cadeira é um tipo de móvel;

- memória não declarativa ou implícita – também chamada de memória de procedimentos, é o sistema de adquirir e desempenhar tarefas de forma automática, sem esforços e de forma espontânea no processo de memorização, geralmente sem consciência. Por exemplo, andar de bicicleta, dirigir e escovar os dentes;

▶ Memória prospectiva – é a categoria baseada em eventos que envolvem lembranças de executar uma ação ou compromisso no tempo futuro: Por exemplo: "assim que terminar a aula vou passar no banco ou tenho consulta médica na próxima semana".

▶ A memória também pode ser classificada conforme as percepções e a capacidade sensorial funcional envolvida. A exemplo de memória olfativa, temos o enólogo Robert Parker, que é capaz de evocar mais de 30.000 aromas de vinho.

ALTERAÇÕES QUANTITATIVAS DA MEMÓRIA

Hipermnésia

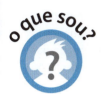

▶ Exaltação na evocação das lembranças. A recordação dos fatos ocorre com detalhes e minúcias que escapam às pessoas comuns.

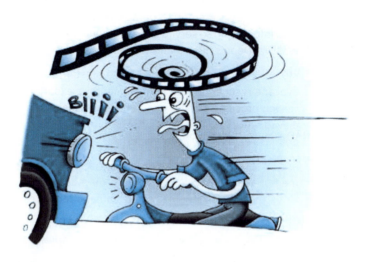

▶ Nos sonhos.

▶ Hipnose.

▶ Situações-limite de risco, sofrimento e/ou morte iminente.

▶ Transtornos orgânicos gerais.

▶ Excitação maníaca ou hipomaníaca.

▶ Epilepsia.

▶ Manifestações tóxicas por cocaína ou anfetamina.

▶ Início de certas evoluções demenciais.

- A hipermnésia está relacionada mais com uma aceleração do ritmo psíquico geral do que a uma alteração isolada da memória.
- Está ligada a períodos ou eventualidades específicas ou emoções e sentimentos particularmente intensos.
- Na sua ocorrência, a capacidade para fixação e armazenamento de novos acontecimentos fica reduzida.
- Pode ocorrer em estados não patológicos.
- Alguns autores referem a hipermnésia para os seguintes quadros:
  - neuroses obsessivo-compulsivas;
  - paranoia;
  - obsessões.

- NÃO É hipertrofia da memória.
- NÃO É ecmnésia.

Amnésia

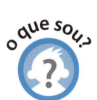

- Incapacidade total ou parcial para fixar ou evocar conteúdos mnésicos. São lacunas limitadas da memória que podem afetar:
  - o conteúdo (específicas ou sistematizadas) – palavras, nomes próprios, fatos, pessoas, números;
  - o tempo – períodos distintos.
- A amnésia pode afetar a capacidade de um ou mais dos processos envolvidos com a memória:
  - amnésia de fixação – memória imediata ou de curto prazo;
  - amnésia de evocação – memória de longo prazo.
- Descrevem-se os seguintes tipos de amnésia:
  - amnésia anterógrada – não é possível fixar conteúdos mnésticos a partir de um episódio ou dano cerebral adquirido;
    - refere-se aos fatos transcorridos após um dano cerebral;
    - déficits de fixação;
    - a memória remota fica conservada;
    - presente na maior parte dos transtornos de origem orgânica.

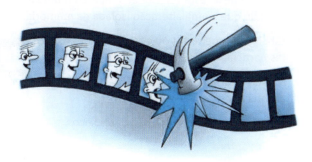

- amnésia retrógrada ou de evocação:
  - amnésia retrógrada – perda da memória para fatos ocorridos antes do trauma ou transtorno;
  - déficits na evocação da memória de longo prazo;
  - geralmente consiste na perda de memória relativa a um espaço de tempo limitado que pode compreender horas, dias e, mais raramente, semanas, meses, ou anos antes da causa;
  - pode ser reversível ou irreversível;
  - é comum nos transtornos de ordem psicogênica quando não associada à amnésia anterógrada.

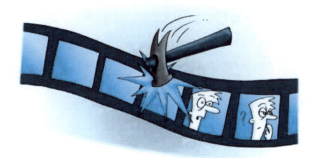

- Amnésia retroanterógrada ou total:
  - refere-se aos fatos ocorridos antes e depois do dano cerebral adquirido;
  - déficits de fixação e evocação;
  - mais comum após traumatismo cranioencefálico.

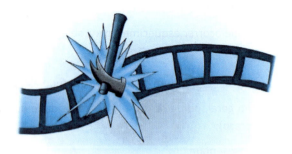

▶ Transtornos psicogênicos (proeminente em amnésia retrógrada):
- amnésia dissociativa;
- fuga dissociativa;
- psicoses agudas.

▶ Transtornos orgânicos (proeminente em amnésia anterógrada ou retroanterógrada):
- demências orgânicas;
- doença de Alzheimer;
- síndrome de Korsakoff (etilismo);
- epilepsia – estados crepusculares;
- etilismo;
- uso de benzodiazepínicos e anestesias gerais;
- traumatismos cranianos;
- deficiência intelectual;
- deficiências vitamínicas (tiamina – B_1).

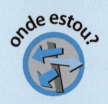

▶ Quanto à origem, a amnésia pode ser:
- psicogênica:
    - perda de elementos mnêmicos seletiva, com consequência psicológica específica (simbólica ou afetiva);
    - incidência mais rara que a neurológica;
    - geralmente se manifesta em forma de amnésia retrógrada. Extensa e severa;
    - não afeta a capacidade para novas aprendizagens.

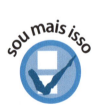

- temporária, acontece em razão de traumas psicológicos;
- pode ocorrer esquecimento autobiográfico.

• orgânica ou neurológica:
- menos seletiva em relação ao conteúdo esquecido;
- no geral, perde-se primeiro a capacidade de fixação (memória de curto prazo);
- apresentam problemas para novas aprendizagens;
- geralmente não esquecem a própria identidade, e mantêm a memória remota para eventos da infância e adolescência;
- para graus elevados, necessitam dos cuidados de terceiros.

▶ A gradação da amnésia pode variar entre:
  • geral ou total – esquecimento absoluto;
  • parcial – lembrança imprecisa.

▶ Quando o esquecimento se dá em um espaço de tempo delimitado, a amnésia é denominada lacunar.

▶ Denominações da amnésia:
  • hipomnésia;
  • hipofunção da memória;
  • debilidade da memória;
  • desordem da memória.

▶ Dismnésia – dificuldades para certas recordações, como nomes, números e figuras. Observada com frequência em indivíduos sem queixas mnésticas.

▶ NÃO É distúrbio de atenção.
▶ NÃO É perturbação da consciência.
▶ NÃO É fuga de ideias (episódios maníacos).

ALTERAÇÕES QUALITATIVAS DA MEMÓRIA

Paramnésias

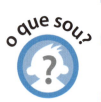

- ▶ **Deformações** do processo de evocação de conteúdos mnêmicos previamente fixados. A lembrança não corresponde à sensopercepção original.
- ▶ As distorções envolvem a inclusão de detalhes, significados ou emoções falsas aos fatos.
- ▶ Além das relações entre o real e o imaginário, as distorções da memória ocorrem com as relações temporais misturando presente e passado.
- ▶ Nas paramnésias são mantidas a capacidade de pensar, a inteligência e o juízo, mas pelas perdas das associações necessárias, são incapazes de chegar aos resultados fidedignos.
- ▶ Com menor intensidade, as falsificações da memória ocorrem em indivíduos saudáveis.
- ▶ Descrevem-se os seguintes tipos de paramnésias:
  - ilusões mnêmicas:
    – lembranças verdadeiras ou reais com acréscimos de elementos falsos ao núcleo da imagem mnêmica;
    – é a forma mais frequente de paramnésia.

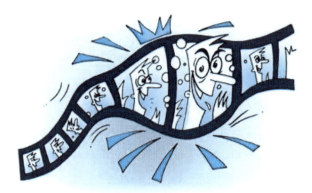

  - alucinações mnêmicas:
    – criações imaginativas com aparência de reminiscências que não correspondem a nenhuma lembrança verdadeira;
    – podem aparecer de modo repentino, sem correspondência com nenhum acontecimento do momento;

- tanto as ilusões como as alucinações mnêmicas são os principais materiais para a construção dos delírios e alucinações nos enfermos psicóticos,

- confabulações ou fabulações:

    - preenchimento das lacunas de memória por meio de experiências imaginárias, imagens oníricas ou lembranças autênticas isoladas;

    - não há intenção de mentir ou enganar por parte do paciente, dada a incapacidade de reconhecer as imagens como falsas ou deslocadas;

    - a fabulação diferencia-se das ilusões e das alucinações mnêmicas por se tratar de uma invenção que pode ser produzida, induzida ou direcionada, ao contrário das outras.

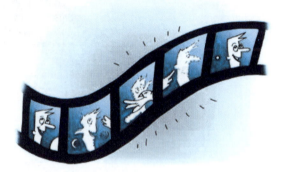

- Fenômeno do já visto e jamais visto:

    - ocorre quando uma situação nova é incorretamente considerada como repetição de memória de experiências anteriores (*déjà-vu*) ou quando uma situação antiga é vivida como se fosse a primeira vez (*jamais-vu*);

    - o *déjà-vu* está relacionado com o *déjà-entendu* e ao *déjà-pènsé* nos quais, respectivamente, uma conversa ou um pensamento são vividos como já ocorridos anteriormente;

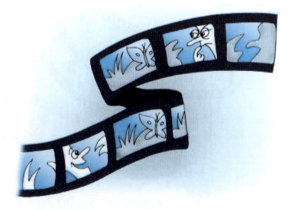

- criptomnésia:
    - falseamento do material mnêmico de forma que as lembranças ocorrem de forma repetitiva, sendo a recordação sempre um fato novo para o paciente, podendo ocorrer num curto espaço de tempo;
    - o indivíduo não reconhece como lembrança, e sim como um fato novo;
    - a repetição dos fatos pode ser de histórias contadas pelo próprio indivíduo ou por outras pessoas.

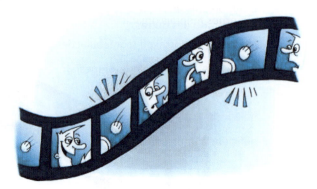

- ecmnésia:
    - afloramento com revivescência muito intensa de lembranças anteriores que pareciam esquecidas;
    - ocorre num breve período de tempo;
    - só é considerada ecmnésia quando as cenas evocadas vêm acompanhadas pela experiência (como se estivessem acontecendo agora), e não como uma lembrança isolada.

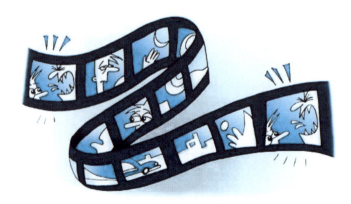

▶ As paramnésias são mais frequentes nos quadros orgânicos, mas podem estar presentes em alguns quadros de ordem psicogênica:

- transtornos psicóticos:
  - esquizofrenia paranoide;
  - síndrome maníaca;
  - histeria grave.
- transtornos de personalidade;
- transtornos mentais orgânicos:
  - síndrome de Korsakoff (confabulações);
  - doença de Alzheimer (criptomnésia);
  - etilismo;
  - epilepsia;
  - deficiência intelectual.

▶ Algumas formas de paramnésias, por suas modalidades imaginárias de memória, foram chamadas por alguns autores de amnésias autísticas.

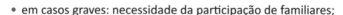

▶ NÃO É delírio.
▶ NÃO É alucinação.
▶ NÃO É distúrbio de atenção.

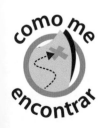

▶ Em todas as alterações qualitativas ou quantitativas da memória.
▶ Ao exame:
- em casos graves: necessidade da participação de familiares;
- a verificação do estado da memória, tanto de curto prazo como da evocação de longo prazo, pode ser feita de modo espontâneo no decorrer da entrevista, durante o levantamento da história pessoal e dos antecedentes familiares;
- para averiguar a evocação, pode-se repetir perguntas em tempos diversos da entrevista ou pedir o detalhamento dos fatos relatados, especialmente aqueles com aparente incoerência;

- durante a entrevista, a fixação pode ser pesquisada solicitando-se ao paciente que repita em ordem direta e inversa, séries numéricas de três a seis algarismos (sem correlação lógica entre os números e com enunciado pausado entre eles).

▶ O mesmo pode ser feito com frases curtas ou séries de palavras isoladas.

- quando necessário, fazer confirmação de dados com familiares.

▶ Exames laboratoriais:

- neuroimagem para esclarecimento dos exames neuropsiquiátricos.

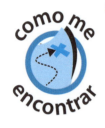

▶ Testes e escalas padronizados em nossa população:
- MEEM – miniexame do estado mental;
- BAMS – bateria de avaliação da memória semântica;
- subtestes – dígitos e vocabulário do WISC-IV-WAIS-III;
- teste de retenção visual de Benton;
- figuras complexas de Rey;
- teste do aprendizado verbal da Califórnia;
- RAVLT – teste do aprendizado auditivo de Rey;
- teste de memória de reconhecimento;
- escalas de inteligência Wechsler e testes de atenção são auxiliares para o diagnóstico de déficits mnêmicos.

Pés que marcham muitos, alguns se desviam, mas tudo é caminho. Tantos, grossos, brancos, negros, rubros pés, tortos ou lanhados, fracos, retumbantes... gravam no chão mole, marcas para sempre.
Carlos Drummond de Andrade (1902-1987), poeta.

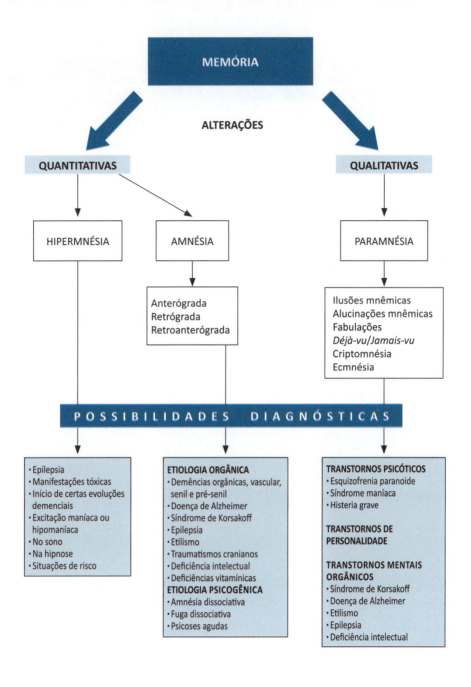

CAPÍTULO 5

Sensopercepção e suas Alterações

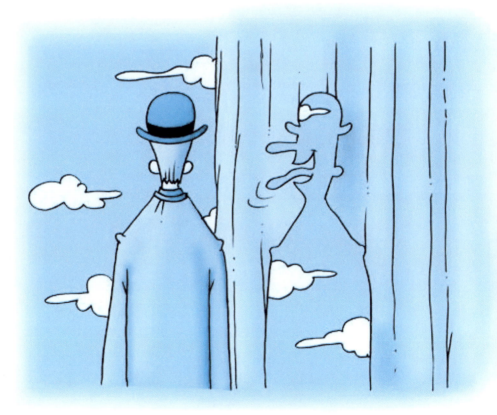

Inspirado na obra: *Decalcomania*, de René Magritte

SENSOPERCEPÇÃO

SENSOPERCEPÇÃO

Existem outros mundos, e estão neste.
Paul Éluard (1895-1952), poeta francês.

► A função psíquica denominada sensopercepção pode ser considerada a capacidade de o sujeito apreender na sua consciência os objetos do mundo, ou mesmo o próprio mundo. Ele faz a captação intuitiva (proporcionada pelos órgãos sensoriais) e a integração significativa (proporcionada pela consciência reflexiva), necessárias à sobrevivência do indivíduo, que chega até o organismo por meio das sensações.

► Jasper chamou a sensopercepção de consciência de objeto.

► SENSAÇÃO – Fenômeno básico, formado por estímulos físicos, químicos ou biológicos diversos, gerados fora ou dentro do organismo, que promovem alterações nos órgãos receptores de forma a estimulá-los (fenômeno passivo).

► PERCEPÇÃO – Tomada de consciência do estímulo sensorial (fenômeno ativo).

► APERCEPÇÃO – Reconhecimento do objeto percebido. *"Aperceber é perceber algo integralmente, com clareza e plenitude, por meio de reconhecimento ou identificação do material percebido com o preexistente"* – Filósofo Gottfried Wilhelm Leibniz (1646-1716).

► Carl Gustav Jung (1875-1961) indicava a apercepção como um processo psíquico em virtude do qual um novo conteúdo é articulado de tal modo a conteúdos semelhantes já dados, que se pode considerar imediatamente claro e compreendido (Sharp, 1991).

Não vemos as coisas como são, mas como somos.
Anais Nin (1914-1977), escritora americana.

► A primazia do conhecimento é dada pelas sensações (informações sensoriais) que são captadas e associadas pela percepção, que as associa com a memória e com o pensamento, ou seja, trazendo a consciência do estímulo. As sensações fornecidas pelos órgãos de sentidos são a matéria-prima para a consciência reflexiva.

► O reconhecimento de objetos depende da constância de percepção (memória visual-córtex temporal inferior), e nesse processo de identificação os neurônios visuais no córtex pré-frontal disparam em resposta a objetos que são fisicamente diferentes, mas semanticamente relacionados.

► As sensações são captadas pelos órgãos sensoriais por meio dos receptores sensitivos, sendo transmitidas pelas vias aferentes neuronais até o córtex cerebral; podem ser externas e internas.

▶ A percepção é um processo dinâmico, construtivo, integrado e interpretativo das informações obtidas (processamento) para o reconhecimento do objeto e para guiar os movimentos, e duas funções que agem por vias paralelas entre si.

▶ A percepção visual envolve uma interação entre retina, núcleos talâmicos e várias áreas do córtex cerebral. Essa percepção visual é uma criação do encéfalo. É ele que desvenda o significado das "dicas" que foram percebidas. O encéfalo utiliza a informação que extraiu previamente como sustentação para deduções alicerçadas em dados – implicações da percepção acerca do estado do mundo.

▶ A percepção visual faz representação 3D a partir de imagens 2D sobre a retina. O encéfalo, no processamento dos dados da percepção, usa as regras previamente aprendidas sobre a estrutura do mundo na experiência do passado.

▶ Os estímulos sensoriais que chegam aos receptores sensoriais específicos tornam-se atividade eletroquímica, chamados de potencial de ação, que sofrerá codificação neural para ocorrer o fenômeno da percepção, o qual terá sua intensidade ligada à dos estímulos.

▶ As informações passam pelo tálamo (menos as olfativas), que as modula para otimizar a nitidez e faz a retransmissão (relé) para o mapa sensorial primário no córtex que, junto com as áreas corticais secundárias, fará a interpretação da imagem pelos circuitos associativos intracorticais (comparação de padrões armazenados com os atuais).

▶ O córtex visual primário é o primeiro nível do processamento, apresentando uma organização funcional com colunas de neurônios especializados; cada área do córtex visual transforma os dados recebidos pelos olhos e processa em relés sinápticos anteriores (neurônios excitatórios e inibitórios) um sinal que representa a cena visual.

▶ Do córtex visual sai uma via para o córtex temporal (informações sobre o estímulo) e outra para o parietal (informação sobre a localização do estímulo e dados de orientação para o sistema motor).

▶ Os fenômenos perceptivos são registros virtuais em uma rede de conexões neuronais de grande plasticidade, a qual muda ininterruptamente nos constantes processos adaptativos (remapeamento).

▶ Teorias da percepção visual:

• suas primeiras abordagens foram realizadas por filósofos – John Locke, David Hume e George Berkeley – tinham uma visão atomista da percepção, que se dava pela soma dos componentes;

• teoria de Marr (David Marr) – é a primeira das teorias, sendo atualmente de valor histórico, a qual propõe que o processamento visual ocorreria numa uma sequência de quatro estágios para se completar:

– a imagem seria percebida como um "esboço primitivo" ou rascunho inicial (diferenciação apenas de intensidade e cor no mapa neurológico retiniano);

- completando o esboço primário, começa uma nova etapa de processamento, que seria um rascunho 2½D (um processamento das distâncias dos intervalos entre as bordas e texturas);

- finalmente, aparece o modelo ou a representação 3D completa de nosso ambiente espacial, envolvendo a identificação da estrutura de objetos e materiais em nosso campo visual.

- teoria de Biederman (Irving Biederman) – diz que os objetos seriam esboçados (representação) como unidades perceptuais simples (aprendidas na infância) chamadas geons (componentes 3D simples – armazenados em grupos de 36 formas), e suas combinações posteriores formariam a totalidade da imagem, por meio de quatro pressupostos gerais da sua teoria:

  - objetos são representados como um arranjo de partes côncavas ou convexas;
  - os geons são distinguidos por contrastes;
  - as relações entre os geons são explícitas e não implícitas;
  - um número pequeno de geons é suficiente.

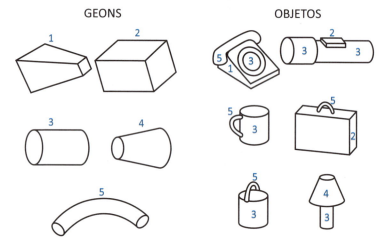

▶ A visão moderna – processamento – começou com Kant, e no século XX foi estudado pelos psicólogos alemães Max Wertheimer, Kurt Koffka e Wolfgang Köler com a escola da Gestalt.

▶ Teoria da Gestalt – teoria da percepção da forma que se fundamenta em princípios de organização de figura e fundo, tais como:

- proximidade;
- fechamento;
- continuidade;
- similaridade;
- simetria e outros.

▶ A imagem percebida é mais que a soma dos elementos sensoriais, e sim fruto do processamento a partir das representações dos padrões armazenados na memória. O sistema visual processa as informações sensoriais de forma, cor, distância e movimentos de objetos, de acordo com as regras computacionais inerentes ao sistema. O resultado é a integração da experiência visual e dos circuitos neuronais formados pelo indivíduo.

▶ O processo visual de forma para a Gestalt ocorre de cima para baixo ou *topdown*, o que é característico da perspectiva cognitiva que estuda a percepção visual da forma com ênfase em esquemas e representações mentais, enquanto outros modelos falam de um processamento visual da forma, que é sintetizada no córtex visual após a recepção das informações da retina, ou seja, um processo de baixo para cima ou *bottom-up* (modelos neurofisiológicos ou comportamentais).

▶ Objeto = é tudo o que se nos apresenta na:

- percepção – imagem real (externa);

- representação – imagem representativa ou subjetiva (interna).

O desenho não é a forma. É a maneira de ver a forma.

Edgar Degas (1834-1917), pintor e escultor francês.

▶ Teoria da psicofísica – Relação das propriedades físicas dos estímulos com as sensações e percepções – utilização de métodos quantitativos (Gustav Theodor Fechner, 1860 – psicólogo experimental).

▶ Modalidades sensoriais – São intermediadas por classes diferentes de neurônios receptores, localizados em órgãos específicos dos sentidos, que irão se traduzir nos tipos de estímulos que serão sentidos e percebidos no mundo exterior, ou no nosso corpo, por estimulação dos órgãos receptores:

- gerais:

  – físicos (luz, som etc.);

  – químicos (acidez, aroma etc.);

  – biológicos (excitação sexual, cólica etc.);

- específicos:

  – visuais;

  – auditivos;

  – olfativos;

  – gustativos;

  – táteis;

  – cenestésicos (sensações do organismo);

- sensações somáticas (somatossensorial – mediadas por uma classe de neurônios sensoriais denominados neurônios do gânglio da raiz dorsal):

  – propriocepção (sensação de si próprio – percepção do tônus muscular, posição e movimentos do corpo);

  – exterocepção (sensação direta do mundo externo com o corpo e ainda inclui as sensações térmicas de calor e frio);

  – interocepção (sensação de funcionamento dos principais sistemas de órgãos do corpo e estado interno – apesar de muitos dos eventos registrados pelos receptores nas vísceras não serem conscientes, pode emergir a sensação consciente de dor).

▶ A sensopercepção da dor:

- A dor possui função protetora e de alerta, que manifesta uma experiência sensorial e emocional desconfortável, com potencial dano real. Considera-se que a percepção da dor é subjetiva, caracterizada por estímulos sensoriais, com respostas distintas no mesmo indivíduo. (Por exemplo, soldados feridos não sentem dor até serem retirados do ambiente de batalha; o atleta lesionado sentirá mais a dor quando a partida terminar);

- O resultado da dor estabelece-se como produto elaborado de uma gama variável de sinais neurais processados pelo encéfalo, e que é controlada por mecanismos corticais (áreas dos córtices cingulado e insular estão ativas no decurso da percepção da dor).

IMAGEM, REPRESENTAÇÃO E IMAGINAÇÃO

▶ IMAGEM – Representada pelas qualificações:

- nitidez (imagem nítida; contornos precisos);

- corporeidade (imagem viva, corpórea, luz, brilho e cores vivas);

- estabilidade (imagem percebida é estável; enquanto estiver presente o objeto estimulador, a imagem não se modifica de um momento para o outro);

- extrojeção (imagem proveniente do espaço exterior e percebida nesse espaço);

- ininfluenciabilidade voluntária (a pessoa não consegue modificar voluntariamente a imagem percebida);

- completude (imagem apresenta desenho completo e determinado, com todos os detalhes diante de quem a observa).

▶ REPRESENTAÇÃO (imagem representativa ou mnêmica) – nova vivência de uma imagem sensoperceptiva determinada, sem a presença real do objeto original que a produziu. Manifesta por:

- pouca nitidez (os contornos, comumente, são borrados);

- pouca corporeidade (a representação não tem a vida de uma imagem real);

- instabilidade (a representação aparece e desaparece com facilidade do campo de consciência);

- introjeção (a representação é percebida no espaço interno);

- incompletude (a representação mostra-se um desenho indeterminado, apresentando-se em geral incompleta e tão somente com alguns detalhes).

▶ IMAGINAÇÃO – fenômeno psíquico. Frequentemente voluntária, caracteriza-se pela evocação de imagens percebidas no passado (imagem mnêmica) ou ainda, na criação de novas imagens (imagem criada). A imaginação, ou processo de produção de imagens, normalmente ocorre na ausência de estímulos sensoriais.

- Fantasma/fantasia – Caracteriza-se por uma produção imaginativa; produto com pouca organização do processo imaginativo.

ALTERAÇÕES QUANTITATIVAS DA SENSOPERCEPÇÃO

▶ As imagens perceptivas têm intensidade irregular (para mais ou para menos), caracterizando-se em: hiperestesias, hiperpatias, hipoestesias, anestesias e analgesias.

Hiperestesia

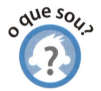

▶ Aumento da capacidade sensitiva, ou seja, a intensidade das sensações está exacerbada, em intensidade e/ou duração.

▶ As cores ficam intensas, os sons são altos, as cores são brilhantes, os ruídos ficam estrondosos, assim como os estímulos dolorosos.

▶ Em geral, é acompanhada por um aumento global da atividade psíquica.

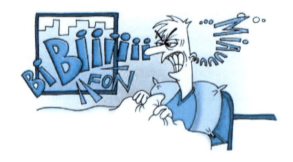

▶ Início de procedimento anestésico em cirurgias.

▶ Intoxicações por drogas (maconha, cocaína, LSD, *Ayahuasca*, embriaguez etc.).

▶ Psicoses agudas e outras psicoses (esquizofrenia, mania etc.)

▶ Estresse e outros estados de ansiedade.

▶ Aura epiléptica, algumas formas de epilepsia e enxaqueca.

▶ Estados de dor, hipertireoidismo e abstinência de ansiolíticos.

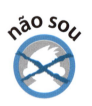

▶ NÃO É percepção aumentada por uso de aparelhos com o fim de melhorar a acuidade dos órgãos sensoriais.

▶ NÃO É capacidade adquirida por treinamento voluntário.

▶ NÃO É fonte nociceptiva de dor.

▶ NÃO É síndrome de dor miofascial.

▶ NÃO É fibromialgia.

▶ NÃO É síndrome da fadiga crônica.

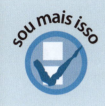

- Alguns autores chamam esta alteração de:
  - oxiestesia – exacerbação da sensibilidade tátil;
  - asfalgesia – presença de dor ao tato;
  - caumestesia – aumento da sensibilidade térmica-tátil;
  - oxipsia – exacerbação da sensibilidade visual.

- Hiperpatia (em neurologia) – sensação desagradável (comumente de queimação dolorosa). É causada por um leve estímulo da pele. A hiperpatia costuma ocorrer nas síndromes talâmicas.

Hipoestesia

- Diminuição da capacidade sensitiva, ou seja, a intensidade das sensações está minimizada, podendo até chegar ao limite da ausência.

- O mundo fica descolorido, os apetites e os sabores quase desaparecem e mesmo os estímulos dolorosos têm uma queda em sua intensidade.

- Em geral, é acompanhada por uma diminuição global da atividade psíquica.

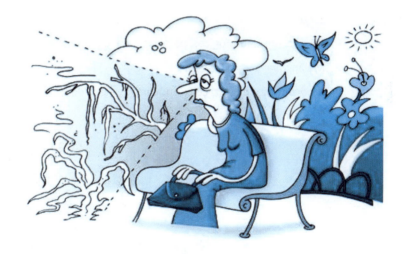

- Depressão maior (melancolia) e depressões pós-infecciosas e pós-traumáticas.
- Distúrbios neurológicos, epilepsia e outros transtornos orgânicos.
- Demência, estados catatônicos e confusionais.
- Conversões e estados de ansiedade.

- NÃO É dificuldade de percepção por alterações morfológicas dos órgãos sensoriais.
- NÃO É capacidade adquirida por treinamento voluntário (contra tortura).
- NÃO É histeria. Os pacientes relatam diminuição ou ausência de sensibilidade tátil, diminuição de visão etc., ainda que exista uma perturbação da percepção.
- Hipoestesias táteis (em neurologia clínica) – Alterações na região cutânea de inervação anatomicamente determinada, fazendo parte das síndromes sensitivas. Mais comuns: lesões da medula, das raízes medulares dos nervos (hipoestesia em faixa) e dos neurônios periféricos (hipoestesias "em bota" e "em luva" das várias polineuropatias).

Analgesia/Anestesia

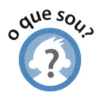

- Perda da sensibilidade para a dor, com conservação da sensibilidade tátil, térmica e discriminatória.
- Anestesias táteis – incidem na perda da sensação tátil em determinada área da pele.

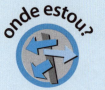

- Esquizofrenia, catatonia.
- Transtornos neurológicos, paralisia geral e demências em estado final.
- Melancolia.
- Hipocondria, somatizações, conversões e estados emocionais intensos.

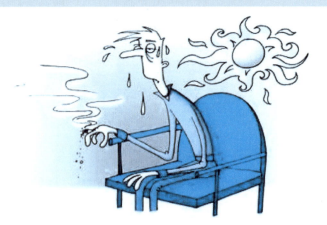

- NÃO É hanseníase ou doença dermatológica.
- NÃO É capacidade adquirida por treinamento voluntário (faquir).

Parestesias

▶ Sensações táteis desagradáveis (formigamentos, adormecimentos, picadas, agulhadas ou queimação). Ocorrem de forma espontânea.

- Parestesia de Berger – fisiológica e não patológica (quando cruzamos as pernas por longo tempo e passamos a sentir formigamento, adormecimento e fraqueza em parte do membro).

Disestesias Táteis

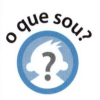

▶ Sensações atípicas, em geral dolorosas, resultantes de estímulos externos; ao estimular a pele do paciente com calor, este refere sensação de frio, e após um leve roçar sobre a pele, refere dor (assemelha-se à hiperpatia).

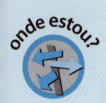

▶ A parestesia e a disestesia podem surgir em:

- Neuropatia diabética periférica.
- Mononeurite diabética.
- Neuropatia por carências nutricionais ou outras neuropatias de natureza alcoólica.
- Amiloidose ou carcinoma.
- Esclerose múltipla.
- Síndrome de Guillain-Barré.
- Disestesias e parestesias corporais, sem causa neurológica, podem incidir em pacientes com transtornos conversivos, quadros hipocondríacos graves, quadros ansiosos com importante somatização e, eventualmente, indivíduos acometidos a estados emocionais intensos.

ALTERAÇÕES QUALITATIVAS DA SENSOPERCEPÇÃO

Agnosias

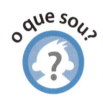

▶ Perda da capacidade de reconhecer objetos, rostos, vozes ou lugares. Doença rara que envolve um (ou mais) dos sentidos.

▶ Consegue fazer as descrições quando os enxerga, no entanto não consegue nomeá-los e identificá-los.

▶ Geralmente as agnosias são causadas por lesões do córtex cerebral associativo (córtex parietal posterior, córtex inferotemporal ou face lateral do córtex occipital).

▶ Estão relacionadas com a região sensorial lesada (visual, auditiva, tátil, cinestésica, olfativa, gustativa).

▶ Elas são:

• visuais – são aquelas em que o indivíduo percebe corretamente o objeto, ou seja, faz a descrição das suas formas e cores, mas não o nomeia, não o qualifica ou não o localiza. Podem ser:

– simples – quando existe a percepção correta do objeto, mas o indivíduo é incapaz de nomeá-lo;

– ambientais – quando não existe o reconhecimento do ambiente que lhe pertence;

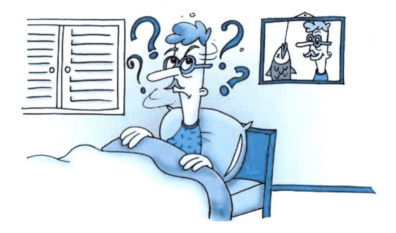

- prosopagnosia – quando existe dificuldade ou incapacidade de reconhecer rostos familiares, ou um elemento dentro de grupos específicos de coisas (por exemplo, uma panela dentro dos equipamentos de cozinha);

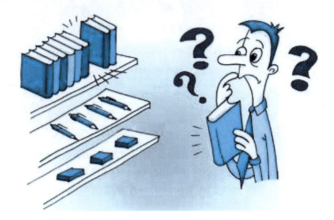

- acinetosia – é uma incapacidade de percepção e reconhecimento da velocidade dos objetos circundantes, por exemplo, quando se joga uma bola para o indivíduo e ele vai agarrá-la tardiamente;

- acromatopsia (daltonismo) – quando a lesão na região occipitotemporal esquerda impossibilita o indivíduo de identificar cores;

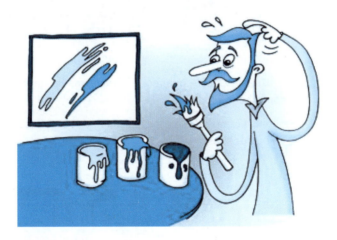

- tátil – não consegue reconhecer as formas pelo tato (primária), ou reconhece a forma, mas não identifica (astereognosia). Em geral, sua causa remete a lesões no lobo parietal do cérebro;

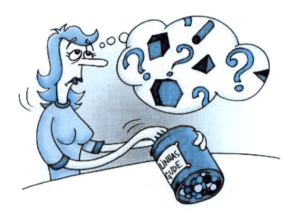

- receptiva ou verbal – é a incapacidade de compreender a fala das pessoas que conversam com ele, apesar da audição intacta. Comumente está relacionada com uma lesão na região temporal direita.

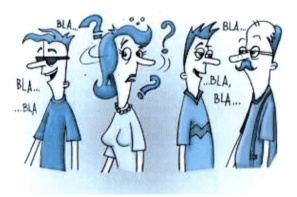

- alexia agnóstica – quando lê as palavras de um texto, mas não consegue compreendê-lo;
- auditiva (amusia) – é a incapacidade de reconhecer os sons musicais, além de outros sons;

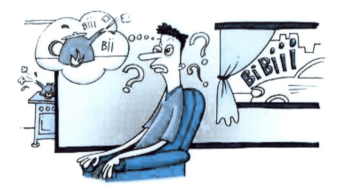

- **cinestésicas e proprioceptivas** – quando o paciente não identifica partes do seu corpo ou daquilo que o circunda. É também chamada de **assomatognosia ou síndrome de indiferença** (lesões do córtex parietal posterior) e manifesta-se quando, por exemplo, solicita-se que o paciente copie um desenho, e ele risca apenas a parte direita do quadro, ignorando o lado esquerdo deste;

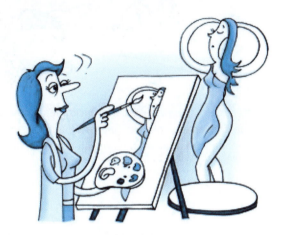

- **anosognosia** – o paciente não reconhece uma deficiência ou transtorno corporal que lhe pertence;

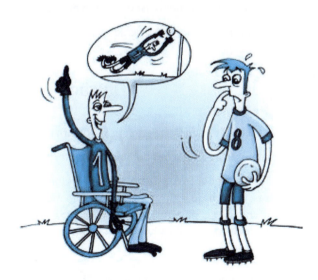

- **anosodiaforia** – incapacidade de identificar o estado emocional no qual se encontra;
- **simultanagnosia** – não faz reconhecimentos simultâneos de objetos.

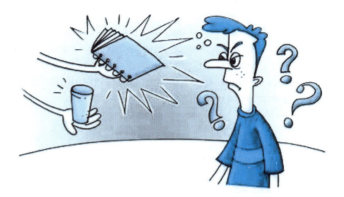

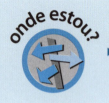

▶ Em diversas lesões cerebrais.

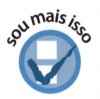

▶ O hemisfério cerebral direito é predominante para o reconhecimento simples dos objetos (lesão – agnosias aperceptivas), enquanto o hemisfério esquerdo é mais efetivo para identificá-los (lesão – agnosias associativas).

▶ Foi Freud quem primeiro usou o termo agnosia.

▶ Agnosias olfativas e gustativas são raras.

Ilusão

▶ Percepção alterada (falsa percepção) de um objeto real e presente.

▶ Geralmente as alterações do objeto são morfológicas.

▶ São mais frequentes as do tipo visuais (vê pessoas, monstros, animais, entre outras, a partir de estímulos visuais como móveis, roupas, objetos ou figuras penduradas nas paredes), mas podem ser auditivas (inespecíficas: ouve seu nome, palavras significativas ou chamamentos), olfativas etc.

▶ Ocorrem em três condições:

- por falta de atenção – são percepções imprecisas e errôneas, nos casos de comprometimento da consciência neurológica, além de situações de estresse e fadiga;

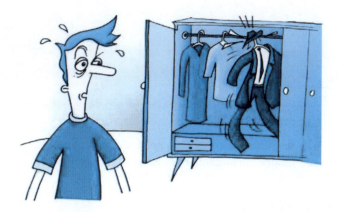

- **afetivas (catatímicas)** – são percepções distorcidas, pois estão eivadas de conteúdo emocional. Por exemplo: percepção errônea de ter visto o carro da namorada saudosa;

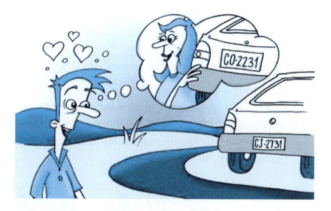

- **pareidolias** – imagens criadas a partir de estímulos imprecisos ou de figuras abstratas (projeções), fazendo os estímulos sensoriais reais serem percebidos de modo deformado. Por exemplo, ficar vendo São Jorge ou coelhinhos na superfície lunar, interpretações de quadros de arte moderna e teste de Rorschach.

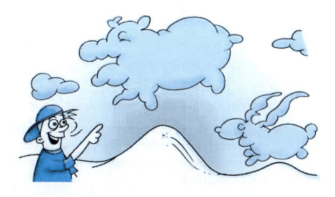

- Em indivíduos normais.
- Fadiga e estresse.
- Quadro de *delirium*.
- Depressão, ansiedade e transtornos da personalidade, nas chamadas ilusões catatímicas.
- Distorção da imagem da própria face no espelho - descrita na esquizofrenia, tendo sido também referida em adolescentes com traços esquizotípicos.

- NÃO É alucinação.
- NÃO É alucinose.
- NÃO É pseudoalucinação.

Alucinação

- Percepção clara, definida e convicta de um objeto inexistente.
- Essas percepções são vivenciadas como fenômenos próprios do mundo do sujeito, mas que muitas vezes geram desconforto, ansiedade e sentimentos negativos, entretanto, estudos evidenciam que emoções negativas, ansiedade, estresse e disforias em geral têm o poder de desencadear alucinações em pessoas vulneráveis.

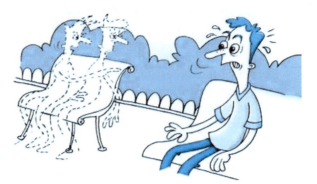

- Tipos de alucinações (conforme o receptor sensorial envolvido):
  - auditivas (mais frequentes) – quase sempre imperativas (comandam) e persecutórias; muito frequentes nas esquizofrenias:
    – acoasmas – ruídos elementares (estrondos, zumbidos etc.). Geralmente na enxaqueca, podendo ser contínuos, intermitentes ou pulsáteis (em sincronia com os batimentos cardíacos). Podem ocorrer também, em doenças cerebrovasculares.

- divulgação do pensamento – o paciente tem a sensação de que seu pensamento está sendo ouvido pelas pessoas que o cercam (esquizofrenia);

- eco do pensamento – repetição do próprio pensamento (esquizofrenia);

- sonorização do pensamento – escutar o próprio pensamento (esquizofrenia), caracterizado por dois tipos:

  1. sonorização do próprio pensamento – paciente reconhece claramente que está ouvindo os próprios pensamentos, escutando-os no exato momento em que os pensa.

  2. sonorização de pensamentos como vivência alucinatório-delirante – experiência em que o indivíduo ouve pensamentos que foram introduzidos em sua mente por alguém estranho, sendo agora ouvidos por ele.

- alucinações schneiderianas (estudadas pelo psicopatólogo alemão Kurt Schneider, 1887-1967) são alucinações audioverbais em que as vozes comandam a ação ou comentam a ação e as atividades habituais do indivíduo.

- Erkwoh e cols. (2002) detectaram, em pacientes que obedecem às vozes de comando (muitas vezes com implicações gravíssimas, com risco de suicídio e/ou homicídio), ocorrendo quando:

  a) a voz tem a sonoridade de uma pessoa já conhecida pelo indivíduo;

  b) o paciente tem envolvimento emocional com a voz;

  c) o indivíduo percebe a alucinação como uma voz real que está ouvindo.

- alucinação musical – descrita como a audição de tons musicais, melodias, ritmos e harmonias sem o condizente estímulo auditivo externo.

• visuais (maior prevalência nos transtornos neurológicos) – geralmente de etiologia orgânica ou exógena, sem a presença de estímulos visuais:

  - fotopsias – são simples: cores, pontos e brilhos;

  - imagem pós-óptica – são representações involuntárias, impositivas e repetitivas de atividades nas quais o indivíduo esteve ocupado por diversas horas (profissionais ou lúdicas). Por exemplo: contabilistas, operários de linha de montagem, jogadores de jogos eletrônicos);

  - cenográficas – complexas, movimentadas e assustadoras (p. ex., a sala pegando fogo), sendo consideradas raras;

  - micropsia (liliputiana) – percebe objetos menores do que realmente são (carrinhos, casinhas e gnomos). É mais rara. Frequentemente encontrada na síndrome de Charles Bonnet.

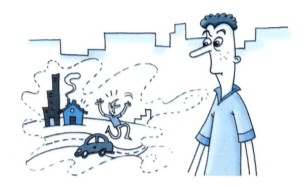

- macropsia (gulliveriana) – percebe os objetos maiores do que realmente são (pessoas e coisas gigantes);

- síndrome de Alice no País das Maravilhas – quadro clínico de enxaqueca com macropsias e micropsias de formas geométricas;

- autoscópicas – visão de si mesmo como um duplo. É um produto secundário da despersonalização e, geralmente, não é um fenômeno unitário, pois é acompanhado de delírios e vivências delirantes.

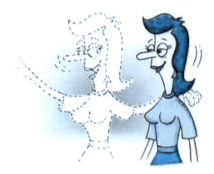

- *flashback* – reexperiência visual intensa de eventos passados (estresse pós-traumático) e drogas;

- zoopsias – visões de bichos assustadores no *delirium tremens* dos abstinentes do álcool. Atenuam-se com aumento de outros estímulos (luz, som);

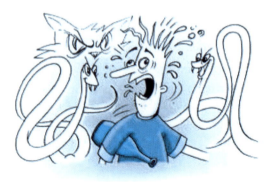

– ictais – são alucinações simples e repetitivas (cores brilhantes e ruídos vagos), presentes na epilepsia, cercando a crise convulsiva ou outros fenômenos desta doença, de duração breve e de conteúdo formado pelo material da memória;

– extracampinas – ocorrem fora do próprio campo sensorial (esquizofrenia);

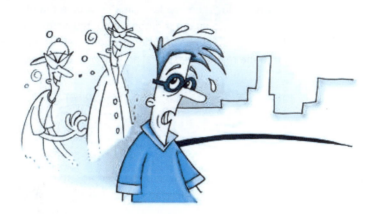

- olfativas e gustativas – epilepsia e esquizofrenia (venenos e produtos químicos na comida). Olfativas: odor de coisas podres, cadáver, fezes. Gustativas: sentem sabores de ácido, urina e sangue;

- táteis ou hápticas (sensibilidade cutânea) – geralmente sentem a presença de insetos e outros pequenos animais andando pela pele, além de sentirem novelos de fios enroscados no corpo, os quais ficam tentando retirar (encontradas no *delirium tremens* e em alcoólatras de longa data e na síndrome de Ekbom);

- alucinações táteis sentidas nos genitais – especialmente em pacientes com esquizofrenia, que sentem de forma passiva que forças estranhas tocam, ou penetram seus genitais. Os pacientes tomam medidas de proteção (cintos protetores, cobertores) para evitar o possível "assédio".

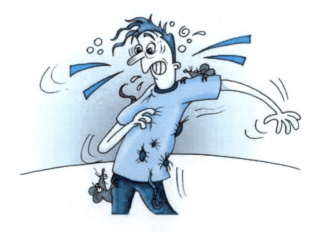

- corporais – distúrbios sensoperceptivos em relação ao corpo. São:
  - cenestésicas – sensações deformadas em relação ao corpo e seus órgãos (desmanchando, inchando, encolhendo etc.), que podem caminhar para quadros mais complexos (transformações, possessões demoníacas, "eletrizações" etc.);
  - síndrome do "membro fantasma" – ocorre em indivíduos que sofreram amputação de algum membro, e continuaram suas percepções e ações dentro do esquema corporal anterior à perda sofrida; sentem o membro e dão-lhe realidade espacial ao se movimentarem;

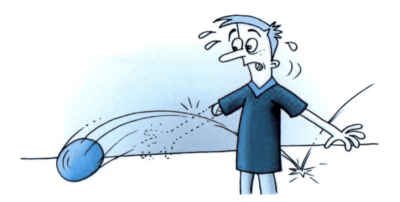

  - motoras ou musculares (cinestésicas) – percepção alterada em relação aos movimentos musculares do próprio corpo (caindo, subindo, balançando etc.). Podem ser: ativas ou passivas, e acabam sendo cercadas de interpretações delirantes de perseguição e influência. Por exemplo, quadros esquizofrênicos, como também em pessoas nos cultos religiosos sendo "movidas" pelos demônios;
  - influência corporal – assim como as alucinações genitais, o corpo do indivíduo sofre influências "de fora" que o levam a apresentar vivências de formação de doenças e lesões físicas. Por exemplo: o paciente tem a sensação de que "alguém colocou" um tumor em seu estômago para lhe matar. Também podem ter sensações de "roubo" de vísceras, ou de ter havido a colocação de animais em suas cavidades corporais;
  - síndrome de Cottard – sente que seu corpo está sem vida, suas vísceras não mais funcionam e o seu corpo está desaparecendo. A interpretação que acompanha este fenômeno sensoperceptivo denomina-se delírio de negação de órgãos ou niilista;

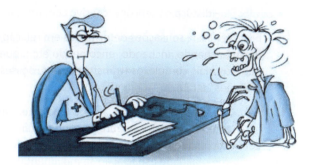

- **térmicas** – outro tipo de alucinação tátil em que existe uma percepção errônea dos fenômenos térmicos. Por exemplo, o chão está em brasas, o vento está cortando a pele do rosto etc.;

- **hígricas** – percepções anormais de intensa umidade corporal, com vivências de rejeição e nojo;

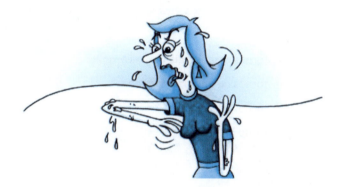

- **desfiguração corporal (dismorfofobias)** – percepções distorcidas do esquema corporal, geralmente no sentido do aumento do corpo. Podem ser bizarras com percepções de grandes inchaços, deformações, assimetrias, mudanças de contornos, grandes entorses (esquizofrenia e abuso de drogas), ou atenuadas, como percepções anormais do esquema corporal, principalmente do tecido adiposo (anorexia nervosa);

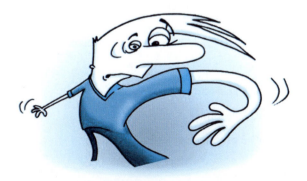

- outras alucinações:
  - hipnagógicas (ao adormecer) e hipnopômpicas (ao despertar) – série de percepções alteradas durante a passagem do ciclo sono-vigília. Por exemplo, sensação de estar despencando de um precipício, além de algumas visões. Podem ocorrer em pessoas normais;
  - sensação do "acompanhante" – o paciente tem a sensação de estar acompanhado por alguém, chegando a ter comportamentos condizentes com este fato;
  - combinadas (sinestesias) – misto de vários tipos de alucinações de forma concomitante.

▶ Em indivíduos normais.
▶ Esquizofrenia, psicoses agudas, parafrenias.
▶ Transtornos esquizoafetivos.
▶ Epilepsia.
▶ Transtornos de etiologia orgânica.
▶ Transtornos de etiologia exógena.
▶ Transtornos alimentares.
▶ Transtorno bipolar.
▶ Mania.
▶ Depressão maior.
▶ Transtorno personalidade *borderline*.
▶ Ansiedade – fator importante no desencadeamento de alucinações auditivas com vozes acusativas, humilhantes e ameaçadoras.
▶ Problemas no sono e sono ruim – associados ao surgimento de alucinações e delírios em pessoas com transtornos psicóticos.
▶ Intoxicação por alucinógenos.
▶ Narcolepsia.

▶ NÃO É ilusão.
▶ NÃO É alucinose.
▶ NÃO É pseudoalucinação.

- Existe um conflito conceitual sobre a alucinação: se a percepção exige ou não a presença do chamado objeto. Haveria uma somatória de fatores predisponentes, tanto neurofisiológicos como ambientais, formando um germe alucinatório?

  - Numa metáfora poderíamos dizer que quando um indivíduo "alucina" um cabide na parede, no local existe pelo menos uma sujeira de mosquito.

  - E o perdido no deserto que "descobre" o lago de água (refração – ilusão), ou mesmo um oásis (alucinação)?

- Associação com outros fenômenos psicopatológicos:

  - alucinações associadas a ideias delirantes – 90%;

  - ideias delirantes associadas a alucinações – 35%;

  - alucinações mistas (geralmente auditivas e visuais) – 20%.

- O termo alucinação foi criado pelo psiquiatra francês Jean Etienne Dominique Esquirol (1782-1840).

- As alucinações funcionais são aquelas desencadeadas por estímulos sensoriais.

- Características das alucinações em transtornos de etiologia predominantemente orgânica:

  - longas e complexas, porém de intensidade variável, sendo mudadas por meio de outros estímulos;

  - lateralizadas no campo sensorial deficitário;

  - conteúdo intenso e cenográfico;

  - crítica preservada, sem alterações da consciência neurológica.

- Características das alucinações em transtornos esquizofrênicos e afins:

  - longas, globais, complexas e estáveis;

  - conteúdo imperativo, paranoide e ameaçador;

  - predominantemente auditivas, com grande tipicidade;

  - lucidez do ponto de vista da consciência neurológica;

  - ausência de crítica em relação à alucinação.

Há pintores que transformam o sol em um ponto amarelo, mas há outros que, com ajuda de sua arte e inteligência, transformam um ponto amarelo em sol.

Pablo Picasso (1887-1973), pintor e escultor espanhol.

Falsos Reconhecimentos

▶ É uma alteração complexa da percepção e do reconhecimento (agnosia de identificação), onde existem para o paciente vários tipos de sósias; este fenômeno está presente em algumas síndromes delirantes crônicas, e em virtude disto é acompanhado de alterações da consciência reflexiva e do conteúdo do pensamento (delírios). São elas:

- síndrome de Capgras – em que o paciente está convencido de que uma pessoa da família é sósia de alguém desconhecido;

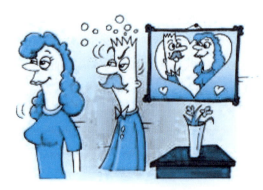

- síndrome de Frégoli – ocorre a falsa identificação de pessoas familiares em estranhos que, embora fisicamente diferentes, são psicologicamente iguais;

- intermetamorfose – quando o paciente faz uma falsa identificação, física e psíquica, do familiar e do estranho;

▶ Pode ser também um fenômeno menos complexo, encontrado em alguns quadros orgânicos cerebrais, onde o paciente não identifica pessoas de seu círculo familiar, ou reconhece pessoas estranhas como velhas conhecidas.

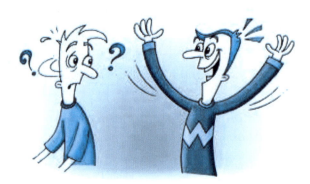

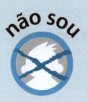

- NÃO É fenômeno do já visto ou do jamais visto.
- NÃO É ilusão.
- NÃO É alucinação.
- NÃO É alucinose.
- NÃO É pseudoalucinação.

Alucinose

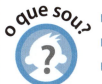

- Percepção clara, definida, porém sem convicção de um objeto inexistente.
- O sujeito percebe o objeto como estranho a sua pessoa, ou seja, tem crítica da estranheza do fenômeno.
- Alguns autores consideram a alucinose como alucinação orgânica.
- Wernicke foi o primeiro a utilizar este termo, ao descrever os alcoolistas.
- Alucinose alcoólica (uma forma não rara de alucinose auditiva) – vozes que tratam o paciente na terceira pessoa; existe preservação da crítica e níveis normais de consciência neurológica.
- Alucinose visual – encontrada em patologias e tumores neurológicos (pedúnculo e tronco cerebral), abuso de drogas alucinógenas (LSD, psilocibina, mescalina, anticolinérgicos, *Ayahuasca* etc.) e síndrome de Charles Bonnet (déficit visual grave).

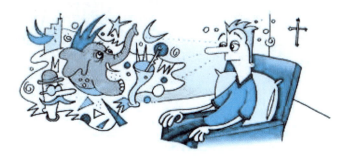

- Transtornos orgânicos cerebrais (locais e gerais).
- Abuso de drogas.

Pseudoalucinação

▶ São imagens representativas involuntárias e impostas ao mundo interior do paciente, não possuindo projeção.

▶ Essas imagens são voláteis, sem intensidade e pouco nítidas.

▶ São fenômenos que estão entre as alucinações e as representações. É como se fosse a expressão sensorial de um pensamento muito predominante.

▶ Geralmente são visuais, e menos frequentemente auditivas (que Seglas denominou linguagem interior).

▶ Baillarger chamou alucinação psíquica (imagens de palavras) de pseudoalucinação, pois lhes falta a sensorialidade, mas é imposta ao mundo interno.

▶ Clérambault descreveu uma série de pseudoalucinações e denominou-as síndrome de automatismo mental.

▶ Não devem ser confundidas com eidetismo, o qual é voluntário.

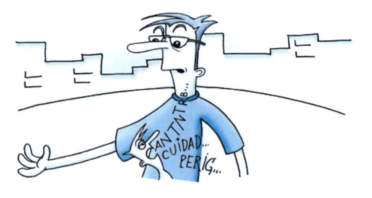

▶ Aparecem com frequência em quadros esquizofrênicos.

▶ Transtornos de humor.

▶ Estresse e fadiga.

▶ Quadros de delírio onírico leves.

▶ Abuso de drogas.

▶ Ao exame:
- pesquisar o padrão comportamental frente aos estímulos ambientais e corporais, e a intensidade de suas sensações e percepções;
- considerar deficiência física;
- comparar eventos atuais sensoperceptivos com outros semelhantes na história pregressa do paciente;
- pesquisar possíveis alterações neurológicas;
- manter objetividade no questionário;
- ficar atento à fácies e ao olhar do paciente, pois ele poderá estabelecer "contatos" com as alucinações, até mesmo "conversar" com elas;
- evitar substantivos abstratos ou expressões de duplo sentido;
- ficar atento às respostas do paciente à situação presente (a própria entrevista);
- considerar os aspectos culturais do paciente (crença religiosa, profissão, naturalidade);
- pesquisar o tipo de alucinação (auditiva, visual etc.);
- pesquisar a complexidade (ruídos indefinidos, cores, cenas, fonemas extensos);
- pesquisar a intensidade (quase imperceptíveis ou vívidas e brilhantes);
- pesquisar a estabilidade e a duração, ou seja, o grau de permanência (momentâneas ou duradouras; fixas ou variáveis);
- pesquisar sobre o grau de "realismo" e convicção da alucinação, verificando se a pessoa consegue distingui-la das percepções normais ou lhe dá caráter de realidade;
- pormenorizar todos os fenômenos manifestos.

▶ Testes e escalas:
- questionário de avaliação quantitativa da sensopercepção.
- outros testes padronizados:
  - Rorschach;
  - teste de retenção visual de Benton;
  - figuras complexas de Rey;
  - teste de cubos de Kohs;
  - teste gestáltico visomotor, também conhecido como teste de Bender.

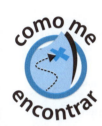

– *Psychotic Symptom Rating Scales* (PSYRATS) – Avalia as alucinações auditivas;

– *Launay-Slade Hallucinations Scale* (LSHS) – Avalia diversificadas modalidades de alucinações (auditivas, visuais, olfativas, táteis, hipnagógicas e hipnopômpicas;

– *Beliefs about Voices Questionnaire* (BAVQ) – Avalia como a pessoa percebe e reage às alucinações audioverbais.

SENSOPERCEPÇÃO		
ALTERAÇÕES	**POSSIBILIDADES DIAGNÓSTICAS**	
QUANTITATIVAS	**Hiperestesia**	• Intoxicação por drogas (maconha, alucinógenos, cocaína, LSD, *Ayahuasca*, embriaguez etc.) • Psicoses agudas e outras psicoses (esquizofrenia, mania etc.) • Estresse e outros estados de ansiedade • Aura epiléptica, algumas formas de epilepsia e enxaqueca • Estados de dor, hipertireoidismo e abstinência de ansiolíticos • Início de procedimento anestésico em cirurgias
	Hipoestesia	• Conversões e estados de ansiedade • Depressão maior (melancolia) e depressões pós-infecciosas e pós-traumáticas • Distúrbios neurológicos, epilepsia e outros transtornos orgânicos • Demência, estados catatônicos e confusionais • Fases iniciais da esquizofrenia
	Analgesia/ anestesia	• Esquizofrenia, catatonia, transtornos neurológicos, paralisia cerebral e demências em estado final • Melancolia, hipocondria, somatizações, conversões e estados emocionais intensos
	Parestesia disestesias táteis	• Neuropatia diabética periférica • Mononeurite diabética • Neuropatia por carências nutricionais ou outras neuropatias de natureza alcoólica • Amiloide ou carcinomatosa • Esclerose múltipla • Síndrome de Guillain-Barré • Disestesias e parestesias corporais, sem causa neurológica (transtornos conversivos, quadros hipocondríacos graves, quadros ansiosos com importante somatização e, eventualmente, indivíduos acometidos a estados emocionais intensos)

(*Continua*)

SENSOPERCEPÇÃO (*continuação*)

	ALTERAÇÕES	POSSIBILIDADES DIAGNÓSTICAS
QUALITATIVAS	**Agnosias**	• Lesões cerebrais específicas
	Ilusão	• Em condições normais • Estresse e fadiga • *Delirium* • Depressão, ansiedade, transtorno de personalidade e ilusões catatímicas • Esquizofrenia e esquizotipia (adolescentes)
	Alucinação	• Esquizofrenia, psicoses agudas, parafrenias • Transtornos esquizoafetivos • Epilepsia • Transtornos de etiologia orgânica • Transtornos de etiologia exógena • Transtornos alimentares • Indivíduos normais • Transtorno bipolar • Mania • Depressão maior • Transtorno de personalidade *borderline* • Ansiedade • Problemas no sono e sono ruim (alucinações e delírios em pessoas com transtornos psicóticos) • Intoxicação por alucinógenos • Narcolepsia
	Falsos Reconhecimentos	• Transtornos orgânicos cerebrais • Delírios crônicos
	Alucinose	• Transtornos orgânicos cerebrais • Abuso de drogas
	Pseudoalucinação	• Psicoses esquizofrênicas • Transtornos de humor • Estresse • Abuso de drogas • Delírios crônicos

CAPÍTULO 6

Humor e suas Alterações

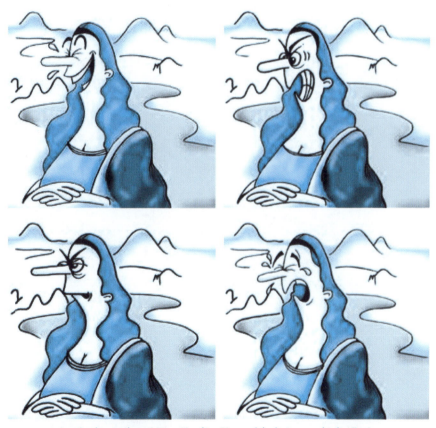

Inspirado na obra: *Mona Lisa (La Gioconda)*, de Leonardo da Vinci

HUMOR

HUMOR

O humor é a quintessência da alma.

Millôr Fernandes, escritor.

- É um estado de ânimo básico, uma disposição primária que vai determinar consideravelmente a maneira de o indivíduo experimentar as emoções e os sentimentos.
- Esse tônus afetivo do indivíduo é resultado de uma combinação de fatores psíquicos e somáticos.
- Representa uma forma estável e persistente de sentir-se afetado.
- Pode apresentar modificações, diante de circunstâncias internas e/ou externas (alterações do humor), porém o tônus do humor sempre permanece ou retorna a seu estado básico.
- Apresenta uma variação entre dois polos: exaltação e rebaixamento.
- É responsável por fornecer um sentido particular à percepção de mundo da pessoa. Exerce grande influência sobre as demais funções psíquicas, o qual Bleuler denominou catatimia.
- Pode ser caracterizado pela sua estabilidade (consistência do humor), reatividade (mudança do humor em reação a circunstâncias externas) e duração (persistência do humor).

O verdadeiro brasão de cada um é a sua cara.

Marcel Jouhandeau (1888-1979), escritor francês.

ALTERAÇÕES DO HUMOR

Rebaixamento

Cada um sabe a dor e a delícia de ser o que é.
Caetano Veloso, cantor e compositor.

▶ Inibição do estado de ânimo do indivíduo.

▶ Predominância de sentimentos desagradáveis.

▶ Lentidão e inibição da atividade psíquica.

▶ Apresenta variação entre leve (humor abatido e tristeza acentuada) e grave (melancolia e perda do interesse e do prazer), podendo até se apresentar acompanhado de manifestações psicóticas.

▶ Pode vir acompanhado de sintomas somáticos: inapetência, palidez, pele fria, insônia ou sonolência excessiva.

▶ Pode apresentar psicomotricidade lentificada.

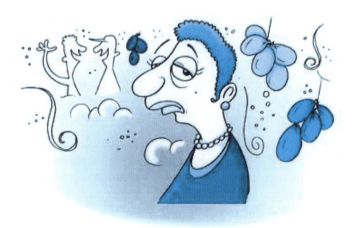

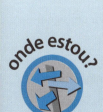

▶ Depressão maior unipolar.

▶ Transtorno depressivo recorrente.

▶ Transtorno bipolar.

▶ Transtornos persistentes do humor (ciclotimia e distimia).

▶ Transtornos de ajustamento.

▶ Transtorno de estresse pós-traumático.

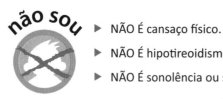

- NÃO É cansaço físico.
- NÃO É hipotireoidismo (essa doença pode levar à depressão).
- NÃO É sonolência ou sedação por uso de substâncias químicas.

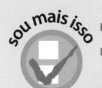

- Também denominado hipotimia.
- No rebaixamento a queixa mais comum é da sensação de insuficiência, sem a presença de uma causa aparente.
- A depressão é o transtorno do humor mais frequente.
- O transtorno depressivo costuma ocorrer juntamente com transtornos de ansiedade.
- A idade média de início da depressão unipolar é de 25 a 35 anos.
- Na depressão primária, o transtorno do humor é o problema principal (predominantemente genético ou endógeno), já na depressão secundária o transtorno do humor decorre de algum problema físico ou psicológico (predominantemente situacional ou circunstancial).
- Depressão episódica, primária e com, no mínimo, 2 semanas de duração: depressão maior unipolar.
- Depressão mais leve, com mais de 2 anos de duração: distimia.
- Do ponto de vista fisiológico, a depressão resulta de um baixo nível de atividade neurológica que, por sua vez, é causada por quantidades insuficientes de neurotransmissores (noradrenalina e serotonina) nas sinapses.
- Do ponto de vista psicodinâmico, mais especificamente para Freud, a depressão relaciona-se com a perda de um objeto real ou simbólico significativo. Quando o objeto é perdido, a pessoa introjeta esse objeto ao próprio eu. Se existisse um sentimento de ambivalência da pessoa pelo objeto perdido, todo ódio inconsciente que mantinha pelo objeto será voltado para si próprio, provocando, assim, o sentimento de culpa, baixa autoestima, aumento excessivo de autocrítica, resultando na depressão.
- Os transtornos depressivo e bipolar do humor estão associados a um significativo componente de risco genético.
- Os transtornos do humor apresentam-se como um dos distúrbios médicos mais comuns e, por isso, vêm sendo foco de muitas pesquisas. Alguns dados importantes:
  - estima-se que 8% da população sofrerão de um transtorno do humor em algum momento da vida;

- os transtornos depressivos apresentam maior índice: em mulheres, pessoas de baixa renda, com menos acesso à educação, desempregados ou recentemente divorciados;

- o risco de suicídio, durante a vida, entre indivíduos com transtorno do humor é de 10 a 15%.

▶ Ao exame:

- avaliar início, duração e evolução dos seguintes sintomas:
  - grau de inibição psíquica (apatia e desinteresse), grau de estreitamento do campo vivencial (perda do prazer) e grau do sofrimento moral (autoestima baixa, sentimento de culpa);
  - presença de sintomas somáticos (palidez, inapetência) e alterações na fisiologia da pessoa (insônia, perda de apetite);
  - investigar antecedentes familiares e fatores externos que podem ter desencadeado o transtorno;
- observar a resposta ao tratamento proposto.

▶ Testes e escalas:

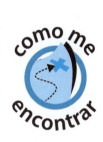

- escalas de autoavaliação (são econômicas, rápidas, mas sua confiabilidade não é grande, já que alguns transtornos prejudicam o julgamento e a crítica do paciente). Devem ser utilizadas juntamente com outros métodos de avaliação;
- HDRS – escala de Hamilton para avaliação de depressão (Hamilton, 1960; adaptada por Blacker, 2000);
- escala de avaliação para depressão de Montgomery-Asberg (Montgomery e Asberg, 1979);
- BDI – inventário de depressão de Beck (Beck *et al.*, 1961; revisada por Beck *et al.*, 1979);
- HADS – *Hospital Anxiety and Depression Scale* (Zigmond e Snaith, 1983; validada por Botega *et al.*);
- Escala de depressão pós-parto de Edinburgh (Cox *et al.*, 1987; traduzida por M.F.S. dos Santos e C.C. Moraes; supervisionada por J.D.F.P. Santos; validada por M.F.S. dos Santos, F.M.C. Martins e L. Pasquali).

▶ Mais utilizadas atualmente:

- 1) HDRS – avalia anedonia e disforia.
- 2) HADS – mede sintomas depressivos e ansiosos.
- 3) BDI – avalia o grau da depressão: leve, moderado e grave.

► Laboratório:

- teste de supressão de dexametasona (DST) – o transtorno depressivo maior e o transtorno bipolar se associam à taxa de 40 a 50% de não supressão pela dexametasona, enquanto a depressão unipolar grave ou psicótica se associa a 80 a 90% de não supressão;

- a *American Psychiatric Association* concluiu que apenas em 40 a 70% das vezes o teste é fidedigno, não tendo portanto relevância prática;

- neuroimagem – a tomografia por emissão de pósitrons (PET) demonstrou, em alguns estudos, redução da atividade metabólica nos lobos frontais nas depressões unipolar e bipolar. A maioria dos estudos com tomografia computadorizada por emissão de fótons isolados (SPECT) demonstrou redução global do fluxo sanguíneo cerebral em pacientes deprimidos;

- neuropatologia – foi observada em alguns estudos uma perda de células gliais no córtex pré-frontal esquerdo nos transtornos unipolar e bipolar do humor, e uma redução do tamanho e da densidade dos neurônios da substância cinzenta da mesma região no transtorno depressivo maior.

Exaltação

► Aumento do estado de ânimo do indivíduo.

► Predominância de sentimentos agradáveis.

► Aceleração e aumento da atividade psíquica e da motricidade.

► Pode apresentar fuga de ideias, logorreia e necessidade de falar.

► Diminuição da necessidade de sono.

► Apresenta variação entre euforia (sensação de alegria exagerada e desproporcional) e exaltação patológica (sensação de autoestima inflada e poder).

► Transtorno bipolar.

► Mania franca.

► Hipomania.

► Psicoses.

► Transtornos mentais causados pelo uso de estimulantes e outras drogas.

► Ciclotimia.

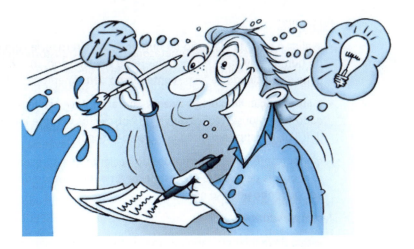

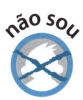

▶ NÃO É hipertireoidismo ou outras afecções endocrinológicas.

▶ NÃO É resultado de melhor condicionamento físico por treinamento voluntário.

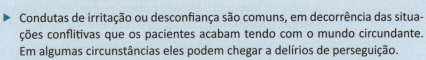

▶ Também denominada hipertimia.

▶ A exaltação eufórica do humor (mania) pode se apresentar em alternância com o rebaixamento do humor, caracterizando o transtorno bipolar.

▶ A mania também pode ser secundária; resultado de alguma doença ou efeito colateral de alguma droga.

▶ Condutas de irritação ou desconfiança são comuns, em decorrência das situações conflitivas que os pacientes acabam tendo com o mundo circundante. Em algumas circunstâncias eles podem chegar a delírios de perseguição.

▶ Do ponto de vista fisiológico, a mania resulta de um alto nível de atividade neurológica, devido a um número excessivamente alto de neurotransmissores.

▶ É comprovada a presença de uma vulnerabilidade genética para esses transtornos.

▶ A mania franca, ou transtorno bipolar, manifesta-se principalmente entre 15 e 30 anos, e a incidência é igual entre homens e mulheres.

- Ao exame:
  - avaliar o grau de elevação do humor, se há alternância com rebaixamento do humor, atividade motora, interesse sexual, sono, irritabilidade, quantidade e velocidade da fala e conteúdo do pensamento;
  - a investigação semiológica dessa alteração deve ser feita com muito cuidado e com observações de várias entrevistas durante meses, pois são de difícil diagnóstico em razão do curso que seguem;
  - é importante obter informações do paciente que apresenta essa alteração com outras pessoas, já que este experimenta o estado de maneira agradável, podendo por isso negá-lo.

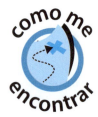

- Testes e escalas:
  - escala de manias autoadministráveis (tem utilidade para pacientes com sintomatologia leve e moderada, já que as características dos quadros maníacos, como negação de sua condição, aceleração do pensamento e prejuízo cognitivo tornam o uso desse instrumento pouco confiável);
  - escala de avaliação de mania de Young (Young *et al.*, 1978; traduzida, adaptada, modificada e elaborada por Vilela e Loureiro, 2000).

- Laboratório:
  - nenhuma das variáveis bioquímicas investigadas até agora tem mostrado diferenças consistentes entre transtorno unipolar e transtorno bipolar do humor; porém alguns exames, como a neuroimagem, apresentam as suas primeiras contribuições;
  - o aumento do volume dos ventrículos laterais tem sido relatado com frequência no transtorno bipolar; porém, evidências de anormalidades volumétricas em outras regiões anatômicas cerebrais são menos consistentes;
  - a tomografia por emissão de pósitrons (PET) mede quando e onde áreas de metabolismo de glicose altas e baixas ocorrem no cérebro e, a partir disso, podemos inferir os níveis de atividade neurológica. Na mania, o paciente apresenta taxa superior de metabolismo da glicose cerebral.

Disforia

- Exacerbação do estado de ânimo do indivíduo.
- Predominância de sentimentos de hostilidade.
- Irritação constante e incompatível com as situações vivenciadas.

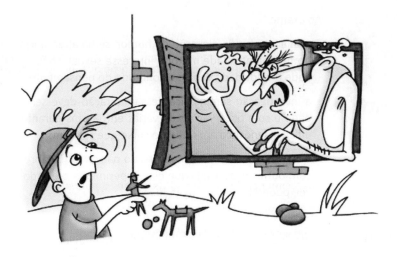

- Depressões e manias.
- Paralisia geral progressiva.
- Síndrome neurastênica.
- Senilidade.
- Epilepsia.
- Lesões do lobo frontal.
- Esquizofrenia hebefrênica e paranoide.
- Transtorno do ciclo menstrual.
- Transtornos persistentes do humor (ciclotimia e distimia).
- Síndrome de abstinência da maioria das drogas.

- NÃO É episódio isolado de reação aguda após frustração ou contrariedade.

- Alguns autores denominam mania disfórica ou depressão disfórica.
- É comum haver comportamentos agressivos e desproporcionais.
- Após o ato sexual, algumas pessoas ficam deprimidas, ansiosas e irritadas e isso se deve a várias causas, por exemplo, o medo de contrair doenças como a AIDS. Alguns autores denominam essas reações de disforia pós-coital.

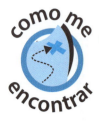

▶ Testes e escalas:

- questionário de sintomas de transtorno disfórico pré-menstrual (Teng *et al.*, 2000).

Puerilidade

▶ Aparecimento de características infantis e pueris.

▶ Reações simplórias e ingênuas.

▶ Linguagem infantilizada e monótona.

▶ Pode haver irritabilidade, porém sem grande agitação psicomotora.

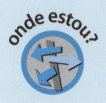

- Esquizofrenia hebefrênica.
- Deficiência intelectual.
- Neurose histérica.
- Demência senil.
- Tumor cerebral.

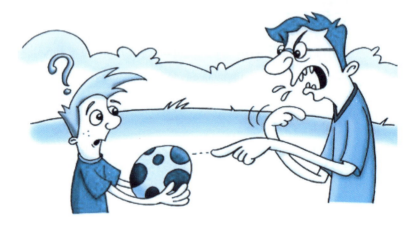

▶ NÃO É simples comportamento de "birra".

▶ NÃO É moria.

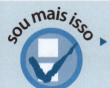
▶ Alguns autores acreditam que a pessoa pode regredir a esse estado como uma defesa neurótica quando não consegue suportar a angústia.

Moria

▶ Regressão a um estado afetivo infantil após lesões neurológicas do SNC.

▶ Predominância de sentimentos de alegria e comportamentos inadequados (caretas, palavrões e gargalhadas sem motivo aparente).

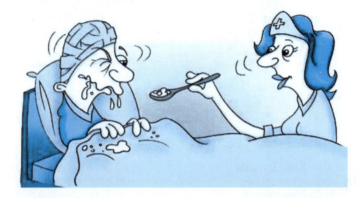

▶ Lesão de lobo frontal.
▶ Deficiência intelectual.
▶ Quadros demenciais avançados.
▶ Psicoses senis e pré-senis.

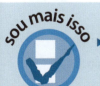
▶ NÃO É euforia maníaca.
▶ NÃO É puerilidade.

▶ Pode estar acompanhada de intranquilidade motora e obnubilação da consciência neurológica.

Irritabilidade Patológica

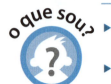

- Hipersensibilidade a estímulos ambientais com respostas agressivas e inadequadas.
- Perturbação fácil e exagerada pelas sensações auditivas e visuais.

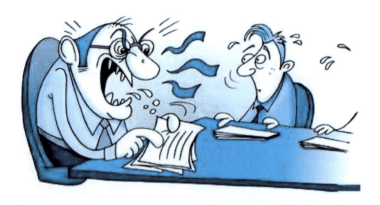

- Epilepsia.
- Transtornos depressivos e da ansiedade.
- Esquizofrenia.
- Neurastenia.
- Fadiga crônica.
- Paralisia geral progressiva.
- Personalidade psicopática explosiva.
- Intoxicação aguda nos transtornos mentais decorrentes do uso de álcool e outras drogas.

- NÃO É ação hostil deliberada e planejada contra alguém ou alguma coisa.

- A pessoa não faz distinção entre fatos sem importância ou importantes.
- J. Falret, em 1861, apontou como traço predominante do epiléptico.

HUMOR	
ALTERAÇÕES	**POSSIBILIDADES DIAGNÓSTICAS**
Rebaixamento	• Depressão maior unipolar • Transtorno depressivo recorrente • Transtornos de ajustamento • Transtorno de estresse pós-traumático • Transtorno bipolar • Transtornos persistentes do humor (ciclotimia e distimia)
Exaltação	• Transtorno bipolar • Hipomania • Psicoses • Transtornos mentais causados pelo uso de estimulantes • Ciclotimia • Mania franca
Disforia	• Depressões e manias • Paralisia geral progressiva • Síndrome neurastênica • Senilidade • Epilepsia • Lesões do lobo frontal • Síndrome de abstinência de quase todas as drogas • Esquizofrenia hebefrênica e paranoide
Puerildade	• Esquizofrenia hebefrênica • Deficiência intelectual • Personalidades imaturas • Tumor cerebral • Demência senil
Moria	• Lesão do lobo frontal • Deficiência intelectual • Quadros demenciais avançados • Psicoses senis e pré-senis
Irritabilidade Patológica	• Transtornos depressivos e de ansiedade • Epilepsia • Esquizofrenia • Neurastenia • Fadiga crônica • Paralisia geral progressiva • Personalidade psicopática explosiva • Intoxicação aguda nos transtornos mentais decorrentes do uso de álcool e outras drogas

CAPÍTULO 7

Emoções e Sentimentos e suas Alterações

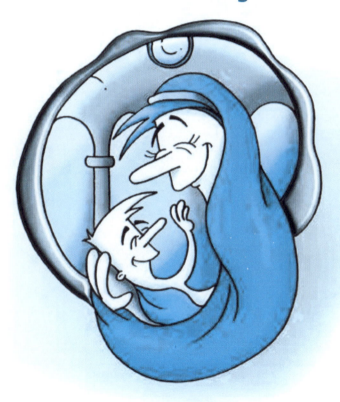

Inspirado na obra: *Nossa Senhora e o Menino*, de Donatello

EMOÇÕES E SENTIMENTOS

EMOÇÕES

Que hei de fazer de mim que sofro tudo anjo e demônio,
angústias e alegrias?

Vinícius de Moraes (1913-1980), poeta.

▶ É um estado afetivo intenso, momentâneo, involuntário e de início repentino, decorrente de uma reação psíquica e somática mediante um estímulo interno ou externo, necessário para a sobrevivência.

▶ É uma experiência subjetiva acompanhada de manifestações fisiológicas, que leva a uma mobilização somática.

▶ Além de provocar respostas autonômicas, a emoção provoca manifestações comportamentais ou motoras. Por exemplo, choro, grito, gestos etc.

▶ A paixão é uma emoção especial, pois além de ser extremamente intensa é mais persistente.

▶ Teoria das emoções:

- James-Lange, proposta por William James (psicólogo americano) e Carl Lange (fisiologista dinamarquês), no século XIX: a experiência emocional subjetiva é causada por uma percepção das manifestações fisiológicas e comportamentais (informação reativa). Essa teoria não se sustentou, porém experimentos apontaram que a informação retroativa não causa, mas influi na experiência emocional.

- Cannon-Bard, proposta por Walter Cannon (fisiologista americano) e seu aluno Philip Bard, no final da década de 1920: foi a primeira teoria a considerar as bases neurais das emoções. Propôs que as reações emocionais seriam produzidas pelo hipotálamo, sendo este inibido pelo córtex e tálamo. A proposta foi reformulada mais tarde por outros autores, já que o tálamo não exerce influência inibitória sobre o hipotálamo.

- Circuito de Papez, proposto por James Papez (anatomista americano): abandonou a ideia de centros isolados de coordenação emocional e criou o conceito de circuito, onde um conjunto de regiões neurais conectadas de forma circular (o córtex cingulado, o hipocampo, o hipotálamo e os núcleos anteriores do tálamo) estava envolvido com os vários aspectos das emoções (o sentimento, as reações comportamentais e os ajustes fisiológicos).

  Mais tarde o circuito de Papez passou a ser conhecido como sistema límbico, e outras regiões neurais foram acrescentadas por pesquisadores, resultando na teoria atualmente aceita:

  - Córtex cingulado: recebe projeções de diversas outras regiões corticais associativas, e com elas fornece a base para a experiência subjetiva das emoções.

- Hipocampo: consolida a memória de conteúdo emocional.

- Amígdala: recebe as informações sensoriais e interiores provenientes do córtex e do tálamo, avalia sua natureza emocional e comanda as regiões responsáveis pelos comportamentos e ajustes fisiológicos adequados (no hipotálamo e no tronco encefálico).

- Hipotálamo: controla as manifestações fisiológicas que acompanham as emoções, realizando essa tarefa por meio do sistema nervoso autônomo e do sistema endócrino.

▶ Damasio aponta a região pré-frontal ventromedial como detector importante de estímulos mais complexos capazes de desencadear emoções mais elaboradas.

▶ Lawrence Weiskrants aponta a ansiedade extrema com suas consequências como responsável por conectar estímulos aversivos ou compensatórios.

▶ A emoção tem sido amplamente estudada por meio de estudos por imagem ou traçados eletromagnéticos, já que suas manifestações fisiológicas podem ser medidas.

- Estudos recentes por imagem demonstram que:

  - existem vias neurais na emoção que não passam por áreas corticais envolvidas no pensamento, ou seja, a emoção pode ser experenciada antes da cognição;

  - a amígdala é nitidamente ativada no processo da emoção (inconsciente), porém não é ativada na experiência do sentimento (mais consciente);

  - lesões no córtex pré-frontal afetam emoções interpessoais e os sentimentos provenientes destas.

▶ As emoções mais básicas se dividem em cinco categorias principais:

- exaltadas (emoção de alegria);

- rebaixadas (emoção de tristeza);

- agressivas (emoção de raiva);

- autopreservação biológica e psíquica (emoção de medo);

- interpessoais (emoção de afeição).

SENTIMENTO

Pobre é o amor que pode ser descrito
William Shakspeare (1564-1616), escritor inglês.

▶ Estado afetivo mais brando e duradouro em relação às emoções, e integrado a elas. Experiência consciente de uma emoção.

▶ Não tem caráter tão reativo como a emoção (mais visíveis) e, geralmente, não leva a um desequilíbrio somático intenso.

▶ Apresenta-se revestido de conteúdos intelectuais, valores e representações e por isso é bastante variado e numeroso.

▶ Os sentimentos são subjetivos (menos aparentes) e, portanto, vivenciados de forma particular e individual.

▶ Os sentimentos provêm das emoções mais básicas, mantendo correlações tonais com elas e podendo se apresentar das formas mais variadas possíveis.

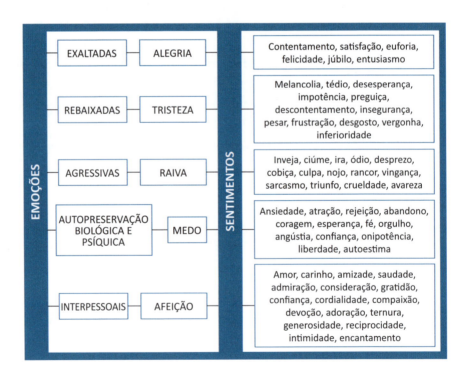

▶ Podemos pensar nas emoções como os galhos de uma árvore e os sentimentos, suas respectivas folhas, sustendadas pelo tronco (humor).

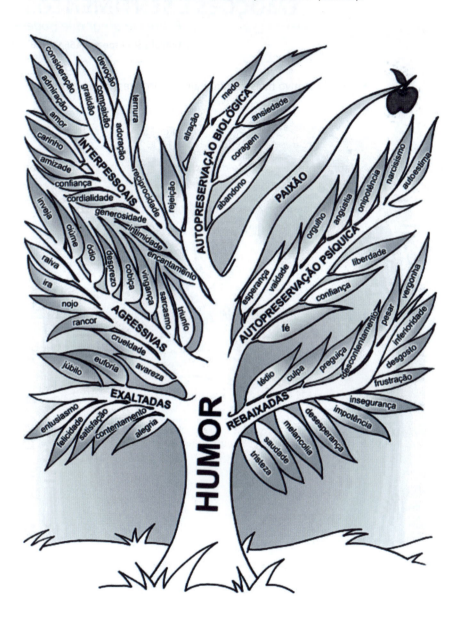

ALTERAÇÕES DE EMOÇÕES E SENTIMENTOS

Apatia

- Indiferença afetiva mediante a situação vivenciada.
- Diminuição acentuada da excitabilidade.
- A pessoa não consegue sentir a experiência; porém, não perde a capacidade de perceber sua importância.

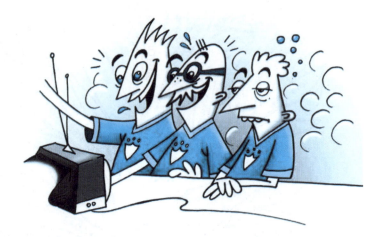

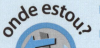

- Principalmente nos quadros depressivos.
- Psicoses agudas.
- Lesão cerebral.
- Esquizofrenia.
- Demência.
- Transtorno de personalidade antissocial.
- Deficiência intelectual.
- Transtornos neuróticos.

- NÃO É sedação ou sonolência medicamentosa.
- NÃO É cansaço físico.

Anedonia

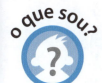

▶ Incapacidade total ou parcial de sentir prazer pela vida.

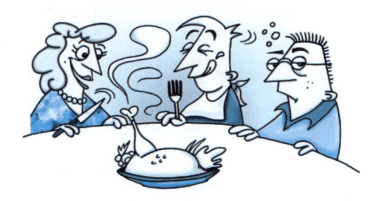

▶ Transtornos depressivos.
▶ Esquizofrenia.
▶ Transtorno de personalidade.
▶ Neuroses graves.

▶ Em geral, ocorre simultaneamente com a apatia.

Sentimento de Falta de Sentimento

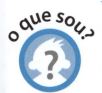

▶ Vivência amargurada e bastante sofrida da experiência de não conseguir sentir emoções.

▶ A pessoa sabe que deveria estar se emocionando em determinada situação, mas não consegue.

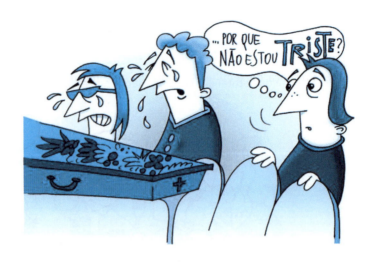

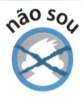
- Quadros depressivos graves.
- Esquizofrenia.
- Personalidade psicopática.

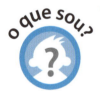
- NÃO É apatia.

Embotamento Afetivo

- Desaparecimento significativo de qualquer tipo de vivência afetiva, com mudanças visíveis na fisionomia e no jeito de agir do paciente.

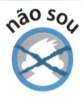
- Sintoma negativo da esquizofrenia.
- Deficiência intelectual.

Ambivalência Afetiva

▶ Presença de sentimentos opostos pelo mesmo objeto, ocorrendo simultaneamente.

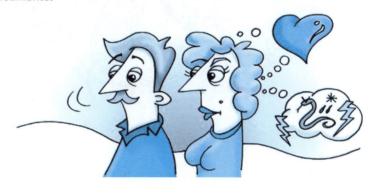

▶ Esquizofrenia.

▶ NÃO É dúvida ou indecisão.

▶ A ambivalência afetiva é considerada patológica quando os afetos opostos persistem sem que nenhum deles influa ou predomine sobre o outro.

▶ Pode aparecer também em alguns transtornos neuróticos.

Labilidade Afetiva

▶ Mudanças rápidas e imotivadas de emoções e sentimentos, que ocorre na maioria das vezes diante de estímulos reais; porém, de forma desproporcional e exagerada.

▶ Oscilações de uma reação emocional para outra. Por exemplo, o paciente está contando algo bom e sorrindo e de repente começa a chorar e volta a sorrir em seguida.

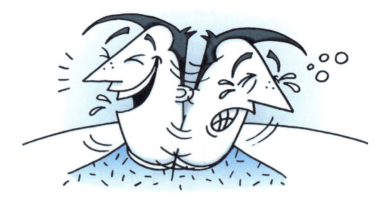

- Síndromes pós-traumáticas.
- Deficiência intelectual.
- Senilidade.
- Depressão grave.
- Mania.
- Esquizofrenia.
- Transtorno de ansiedade grave.
- Tumor cerebral.
- Paralisia geral progressiva.

- Também denominada instabilidade afetiva ou metamimia.

Incontinência Emocional

- Incapacidade de conter as emoções. A resposta afetiva é qualitativamente adequada; porém, quantitativamente desproporcional.

- Demência vascular.
- Doenças degenerativas do sistema nervoso central.
- Tumor cerebral.
- Quadros de ansiedade grave.
- Quadros depressivos.
- Senilidade.
- Deficiência intelectual.
- Transtorno de personalidade.
- Esquizofrenia.

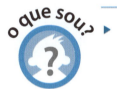

- Às vezes a pessoa manifesta intenção de conter a emoção; porém, sem sucesso.
- Não deve ser usado como sinônimo de instabilidade emocional.

Sentimento de Insuficiência

- Sentimento de inutilidade e de falta de capacidade para a realização de qualquer ação, podendo ou não estar associado a uma impossibilidade real.

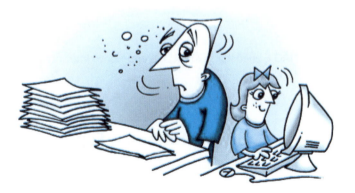

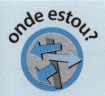

- Quadros depressivos.

123

Angústia Patológica ou Aflição

Há angústias sonhadas mais reais que a que vida nos traz.
Fernando Pessoa (1888-1935), poeta português.

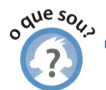

▶ Sofrimento profundo e persistente, que não se encontra ligado a nenhum fato real ou objeto.

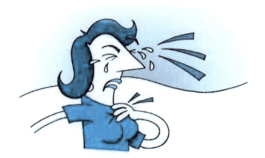

▶ Principalmente na depressão maior.

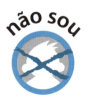

▶ NÃO É angústia existencial (sentimento inerente à condição humana).

Sentimentos Especiais dos Quadros Esquizofrênicos

▶ Sentimentos inadequados, com reações afetivas do paciente, incongruentes aos estímulos presentes.

▶ Aparecimento de sentimentos qualitativamente novos, indefinidos e incompreensíveis, que são experimentados com sensação de estranheza pelos esquizofrênicos.

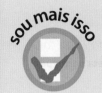

▶ Para Bleuler, a inadequação dos sentimentos acontece por causa da dissociação afetiva (dissolução das lógicas do sentimento), a qual considera um sintoma primário da esquizofrenia.

▶ Alguns autores acreditam que esses "sentimentos novos" aparecem na fase que antecede o delírio.

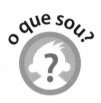

Transtornos da Ansiedade

▶ Manifestação de apreensão e preocupação excessiva diante de objetos, eventos, atividades ou situações específicas, geralmente acompanhadas por sintomas somáticos.

▶ Pode também se apresentar na forma de medo acentuado, antecipação apreensiva e esquiva.

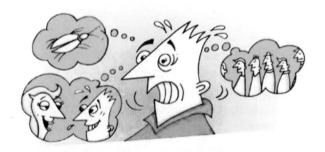

▶ Transtorno de ansiedade generalizada (TAG) – ansiedade excessiva diante de diversos eventos ou atividades.

▶ Agorafobia – ansiedade fóbica diante de locais ou situações de onde possa ser difícil ou embaraçoso escapar ou ficar sem auxílio. Por exemplo, multidões, filas, pontes.

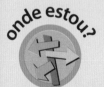

▶ Fobia social – medo acentuado e persistente de uma ou mais situações sociais de desempenho nas quais o indivíduo é exposto a pessoas estranhas ou a um possível exame crítico pelos outros.

▶ Fobia específica – medo sugerido pela presença ou antecipação de um objeto ou situação específica. Por exemplo, animais, altura, trovão.

▶ Transtorno de pânico – manifestação da ansiedade como ataques de pavor recorrentes acompanhados de sinais e sintomas físicos e cognitivos.

▶ Transtorno obsessivo-compulsivo (TOC) – sofrimento decorrente de obsessões (pensamentos, impulsos ou imagens, intrusivos e inadequados, que causam ansiedade) ou compulsões (comportamentos ou ações repetitivas que a pessoa se sente compelida a fazer com a função de aplacar a ansiedade).

- NÃO É ansiedade normal para autopreservação biológica.
- NÃO É depressão, mas é comum apresentarem-se associados.
- NÃO É síndrome de intoxicação por anfetamina, cafeína ou cocaína.

- Os transtornos de ansiedade apresentam grande comorbidade entre si.
- Ansiedade e esquiva podem trazer grande comprometimento da rotina normal, das atividades profissionais ou de outros relacionamentos da pessoa.
- A etiologia dos transtornos de ansiedade é psicofisiológica.
- Experimentos sugerem que a ansiedade pode ser causada pela hiperativação das vias serotoninérgicas e noradrenérgicas e pela consequente hiperatividade das sinapses nessas vias sobre o sistema límbico.
- A maioria dos transtornos de ansiedade tem componentes hereditários.

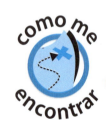

- Ao exame:
  - Para avaliar se uma reação emocional é normal ou alterada, avalia-se a dimensão da reação da pessoa diante da vivência relatada e o tempo de duração da reação emocional, com o intuito de verificar a presença ou não de emoções ou sentimentos desproporcionais, sem sentido ou inadequados.
  - É fundamental que o examinador tenha um conhecimento psicodinâmico, já que os sentimentos são dotados de representações subjetivas e será necessário uma investigação das relações interpessoais do paciente.
  - Investigar antecedentes familiares.
  - Verificar a presença de sintomas somáticos.
- Testes e Escalas:
  - Escala de Ansiedade de Hamilton (HAM-A; Hamilton, 1959);
  - Escala de Ansiedade de Beck (Beck *et al.*, 1988);
  - Escala Clínica de Ansiedade (CAS – *Clinical Anxiety Scale*; Snaith *et al.*, 1982);
  - Escala Breve de Ansiedade (BAS; Tyrer *et al.*, 1984);
  - Escala Breve de Avaliação Psiquiátrica (BPRS, Overall *et al.*, 1962);
  - Escala para Pânico e Agorafobia (*Panic and Agoraphobia Scale*; Bandelow, 1995; traduzida por F. Lotufo);
  - Escala de Problemas e Objetivos (*Target Scale*; Gelder e Marks, 1996; traduzida por L. M. Ito e L. A. Araújo).

▶ Escalas de autoavaliação:

- Inventário de Ansiedade Traço-Estado (IDATE: Spielberger *et al.*, 1970);
- Escala de Ansiedade de Zung (Zung, 1971);
- Escala de Ansiedade Manifesta de Taylor (Taylor, 1953);
- Subescala de Ansiedade do *Symptom Checklist* (SCL-90; Derogatis *et al.*, 1973);
- Escala Hospitalar de Ansiedade e Depressão (HADS; Zigmond e Snaith, 1983);
- Diário de Ataques de Pânico (*Panic Attack Diary*; Marks *et al.*, 1993; Basoglu *et al.*, 1994; traduzido por L. M. Ito);
- Questionário de Medos e Fobias (*Fear and Phobia Questionnaire*; Marks e Mathews, 1979; traduzido por L. M. Ito e L. A. Araújo);
- Escalas de Cognições Agorafóbicas (*Agorafobic Cognitions Questionnaire*; Chambless *et al.*, 1984; traduzidas por L. M. Ito);
- Questionário de Sensações Corporais (*Body Sensations Questionnaire*; Chambless *et al.*, 1984; traduzido por L. M. Ito);
- Escala de Fobia Social (*Liebowitz Social Anxiety Scale*; Liebowitz, 1987);
- Escala de Esquiva e Desconforto Social (*Social Avoidance and Distress Scale*; Watson e Friend, 1969; traduzida por P. Barros Neto);
- Escala de Medo da Avaliação Negativa (*Fear of Negative Evaluation*; Watson e Friend, 1969; traduzida por P. Barros Neto);
- Escala Yale-Brown de Obsessões e Compulsões (*Yale-Brown Obsessive-Compulsive Scale*; Goodman *et al.*, 1986; traduzida por Asbahr *et al.*).

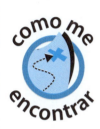

▶ Laboratório:

- Testes de provocação para transtorno de pânico: inalação de dióxido de carbono ou infusões intravenosas de substâncias como a cafeína e o flumazenil podem induzir ataques de pânico em pacientes predispostos. Porém, apesar de o uso clínico dos testes de provocação ser defendidos por alguns pesquisadores, são mais utilizados nas pesquisas dos transtornos de ansiedade;
- Marcadores biológicos para transtorno de ansiedade: ECG, EEG, raios X de tórax;
- Ecocardiograma: prolapso da válvula mitral geralmente está associado à ansiedade.

EMOÇÕES E SENTIMENTOS

ALTERAÇÕES	POSSIBILIDADES DIAGNÓSTICAS
Apatia	• Principalmente nos quadros depressivos • Psicoses agudas • Lesão cerebral • Esquizofrenia • Demência • Transtorno de personalidade antissocial • Deficiência intelectual • Transtornos neuróticos
Anedonia	• Transtornos depressivos • Esquizofrenia • Transtorno de personalidade • Neuroses graves
Sentimento de falta de sentimento	• Quadros depressivos graves • Esquizofrenia • Personalidade psicopática
Embotamento afetivo	• Sintoma negativo da esquizofrenia • Deficiência intelectual
Ambivalência afetiva	• Esquizofrenia
Labilidade afetiva	• Deficiência intelectual • Senilidade • Depressão grave • Mania • Esquizofrenia • Transtorno de ansiedade grave • Síndromes pós-traumáticas • Tumor cerebral • Paralisia geral progressiva
Incontinência emocional	• Quadros depressivos • Quadros de ansiedade grave • Senilidade • Tumor cerebral • Deficiência intelectual • Transtorno de personalidade • Demência vascular • Esquizofrenia • Doenças degenerativas do SNC
Sentimento de insuficiência	• Quadros depressivos
Angústia patológica ou aflição	• Principalmente na depressão maior
Transtornos da ansiedade	• Transtorno de ansiedade generalizada (TAG) • Agorafobia • Fobia social • Fobia específica • Transtorno de pânico • Transtorno obsessivo-compulsivo (TOC)

CAPÍTULO 8

Pensamentos e suas Alterações

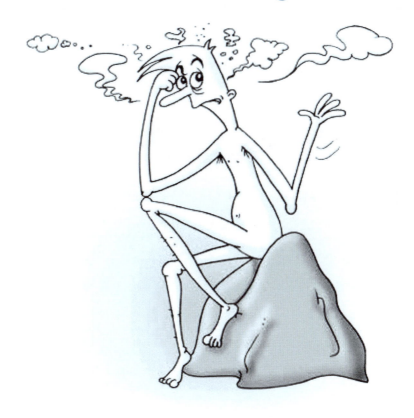

Inspirado na obra: *O Pensador,* de Auguste Rodin

PENSAMENTO
(processo racional, razão)

PENSAMENTO
(processo racional, razão)

As coisas mais belas são ditadas pela loucura e escritas pela razão

André Gide (1869-1951), escritor francês

▶ É a função mental que caracteriza o "nascimento" do ser humano (*Homo sapiens*).

▶ Nessa função concorrem as funções cognitivas:

- sensopercepção;
- inteligência;
- consciência;
- atenção;
- memória;
- emoção;
- vontade.

▶ Helmholtz, pouco antes de Freud, desenvolveu a teoria das inferências inconscientes na cognição, na qual diz que o encéfalo usa evidências dos sentidos para decidir sobre a identidade mais provável do objeto que está causando essas sensações. Porém, o faz sem que se tenha consciência desse processo. Por mais de 50 anos suas ideias foram ignoradas mas, posteriormente, acumularam-se evidências de que grande parte do processo cognitivo é inconsciente.

▶ Sua constituição é resultado da agregação de:

- conceitos (essência das coisas);
- juízo (relação entre os conceitos);
- raciocínio (relação dos juízos).

▶ A expressão do pensamento é dada pela linguagem, onde se pode observar a sua forma e seu conteúdo, que irão variar de indivíduo para indivíduo.

- Tipos de pensamento:
  - O pensamento lógico-formal obedece a três princípios básicos:
    - princípio da identidade;
    - princípio da causalidade;
    - princípio da relação da parte ao todo.
  - Pensamento indutivo (ciências empíricas).

– Pensamento dedutivo (ciências matemáticas).

– Pensamento intuitivo (automático, subconsciente).

– Pensamento crítico (análise e flexibilidade do processo pensante).

– Aspectos do processo de pensar:

- curso (velocidade e ritmo);

- forma (estrutura básica);

- conteúdo (temática).

▶ A neurofisiologia do pensamento tem como principal região envolvida o córtex pré-frontal, que realiza o seguinte processo:

- córtex pré-frontal dorsolateral – recebe as informações pelas vias aferentes, que são captadas pelo sistema sensorial. As informações novas são comparadas com as já existentes, que estão armazenadas (memória de longo prazo). Esse processo indispensável ao curso do raciocínio é tarefa da memória operacional;

- córtex cingulado anterior – as informações obtidas na etapa anterior (córtex pré-frontal dorsolateral) são aí processadas, entretanto entra em cena o raciocínio lógico para resolver problemas e tomar decisões. A atenção é focalizada para as informações que entram, fixando objetivos e planejando ações;

- córtex pré-frontal ventromedial – nessa localização os comportamentos são planejados utilizando os ajustes necessários (ordenação temporal, circunstâncias sociais, objetivos) para concretizá-los.

ALTERAÇÕES DO CURSO DO PENSAMENTO

Pensamento Inibido

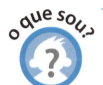

▶ Lentidão no raciocínio, com diminuição da capacidade nas operações básicas, conceitos e juízos: com característica marcante de pensamento sem produção.

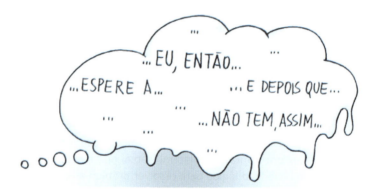

▶ Quadros depressivos graves.
▶ Quadros demenciais.

▶ Junto com o pensamento inibido observam-se dificuldades nas lembranças, emoções toscas, estímulos sensoriais prejudicados e limitação das representações.
▶ Também há dificuldade de compreensão e de respostas a perguntas dirigidas ao indivíduo.

Lentificação do Pensamento

▶ Pensamento de progressão lenta, mas sem comprometimento dos conceitos e juízos, apenas ocorrendo com dificuldade.
▶ Também conhecido como bradipsiquismo.

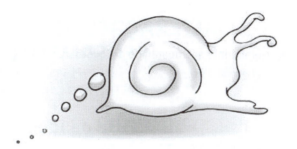

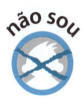
- Depressões graves.
- Alterações quantitativas de consciência neurológica.
- Abuso de drogas.
- Quadros psico-orgânicos que afetam estruturas corticais.

- NÃO É pensamento inibido.

Aceleração do Pensamento

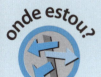
- Pensamento com o curso acelerado em que múltiplas ideias aparecem uma após a outra, sucessivamente com aumento expressivo de velocidade.
- Também conhecido como taquipsiquismo.

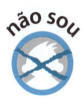
- Mania franca ou grave, hipomania.
- Transtorno de ansiedade generalizada grave.
- Abuso de drogas (alucinógenos, anfetaminas e cocaína).

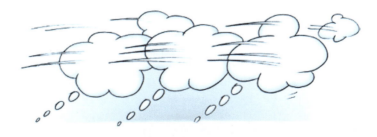

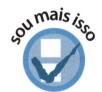
▶ Geralmente acompanhado de logorreia.

Fuga de Ideias

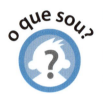
▶ Alteração em que a velocidade do curso de pensamento está tão aumentada que ocorre um "atropelamento" das ideias, sem que nenhuma seja concluída.

▶ Consequência da exacerbação da aceleração do pensamento.

▶ Pode existir um afastamento da ideia central, mas não apresenta confusão mental.

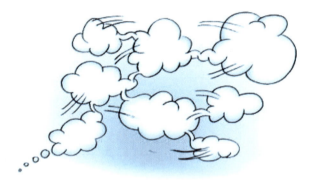

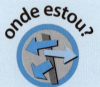
▶ Mania franca ou grave.

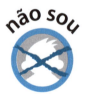
▶ NÃO É pensamento vago.

Descarrilhamento

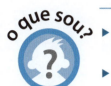

▶ Desvio súbito ou gradual do curso do pensamento, com idas e vindas para assuntos irrelevantes, sem bloqueio e retornando ao seu curso original.

▶ Acompanhando de diminuição da atenção voluntária.

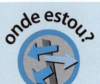

▶ Principalmente na esquizofrenia.

▶ Transtornos maníacos.

Pensamento Confusional

▶ Pensamento incoerente em razão da diminuição da consciência neurológica, o que dificulta a memória e a atenção e provoca a alteração do raciocínio.

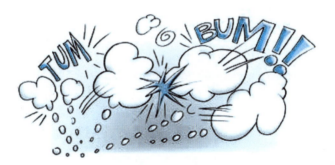

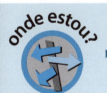

▶ Transtornos mentais orgânicos agudos.

Desagregação

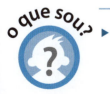

▶ Pensamento desarticulado sem associações claras, irreconhecíveis pela incoerência de seu curso, recheado de ideias fragmentadas, o que impede a compreensão do raciocínio.

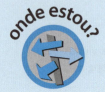
- Principalmente na esquizofrenia.
- Demências.

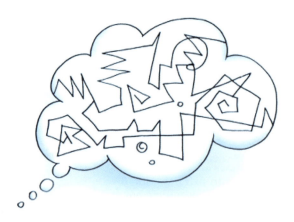

- NÃO É pensamento confusional.
- NÃO É fuga de ideias.
- NÃO É aceleração do pensamento.

Interceptação

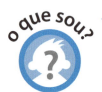
- O pensamento é bloqueado, com uma parada brusca, podendo ou não voltar a se completar ou iniciar outro.

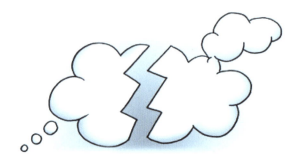

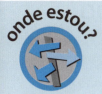
▶ Alteração típica da esquizofrenia.

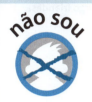
▶ NÃO É pensamento inibido.

Pensamento Prolixo

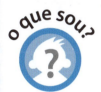
▶ Pensamento marcado pela incapacidade de síntese, por uma série de pormenores desnecessários, tornando o raciocínio difícil e sem conclusão do tema.

▶ Pensamento extenso, repetitivo, cansativo, sendo inconcluso ou finalizado com muito empenho.

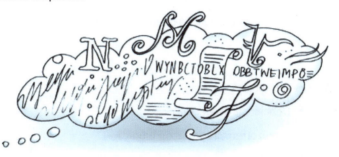

▶ Epilepsia.
▶ Transtorno de Personalidade Obsessivo-Compulsiva.
▶ TOC.
▶ Deficiência intelectual.
▶ Lesões cerebrais.
▶ Início da esquizofrenia

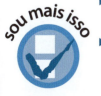
▶ Devido à impossibilidade para desenvolver o tema principal, o raciocínio torna-se desagradável ("chato").

▶ São tipos de pensamento prolixo:
  • Pensamento tangencial.
  • Pensamento circunstancial.

ALTERAÇÕES DO CONTEÚDO DO PENSAMENTO

A pessoa que não pensa pela própria cabeça, não pensa.
Oscar Wilde (1854-1900), dramaturgo irlandês.

Pensamento Pobre
(concreto, deficitário e demencial)

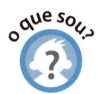

- Pensamento concreto, de estrutura rudimentar, com conceitos escassos de forma literal, sem abstração, que impossibilita a utilização do simbólico.
- Apresenta acentuada dificuldade para utilização de metáforas.
- É de uso imediato com generalizações inadequadas.
- Dificuldade na utilização de regras, perdendo assim a flexibilidade.
- Pode haver utilização da memória; porém, sem integração.

- Demências.
- Deficiência intelectual.
- Esquizofrenia residual ou crônica.

- Na demência e na esquizofrenia crônica nota-se que as ligações conceituais foram fendidas, enquanto no retardo elas nunca existiram.

Pensamento Vago

- Pensamento de conteúdo ambíguo, impreciso e indefinido, dificultando a clareza do raciocínio.

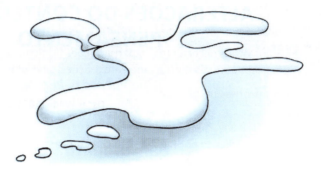

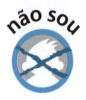
- Quadros neuróticos graves.
- Início da esquizofrenia.
- Demências.
- Transtorno de personalidade esquizotípico.

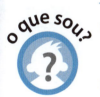
- NÃO É pensamento pobre.

Dissociação

- Pensamento com dificuldade de articulação dos juízos, tornando-se desorganizado e incoerente, com repercussões evidentes na memória, na consciência neurológica ou na identidade pessoal.
- Com a piora no quadro patológico, o pensamento tende a se tornar incoerente.

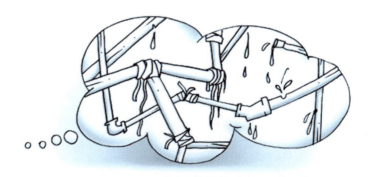

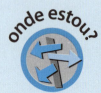

- Alteração característica da esquizofrenia.
- Transtornos decorrentes de perturbações fisiológicas cerebrais e gerais – epilepsia, traumatismo craniano, intoxicações, síndrome de Ganser.
- Transtornos neuróticos.

- Termo utilizado por Bleuler para caracterizar a desorganização do pensamento que ocorre na esquizofrenia.
- O fenômeno dissociativo foi utilizado por Freud, no século XX, no estudo da histeria.

Pensamento Mágico

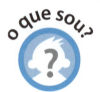

- Conteúdo de pensamento fantasioso que, embora não obedeça a uma lógica, está ligado aos fatos reais, apenas lhes dando uma dimensão de superstição, funcionando como aplacador de angústia.
- O sujeito passa a adequar a realidade ao pensamento.

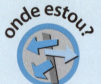

- TOC.
- Esquizofrenia.
- Histeria.
- Transtornos de Personalidade-Esquizotípica, Histriônica, *Borderline* e Narcisista.

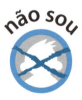

- NÃO É pensamento derreísta.
- NÃO É pensamento obsessivo.

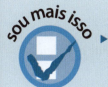
► O pensamento mágico é muito comum em crianças, época em que está presente a magia.

Pensamento Derreísta

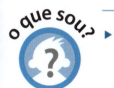
► Conteúdo de pensamento completamente ligado às necessidades afetivas do indivíduo, com grande distorção da realidade e a favor unicamente de propósitos próprios.

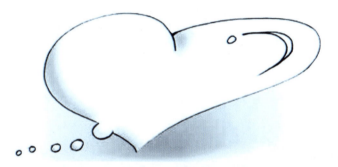

► Transtorno de personalidade narcisista, esquizotípico e histriônico.
► Esquizofrenia.
► Histeria.
► Eventualmente em crianças e adolescentes normais.

► NÃO É pensamento mágico.

Pensamento Obsessivo

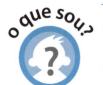

- Pensamentos intrusivos, inadequados, reconhecidos criticamente pelo indivíduo, e que causam ansiedade pelo seu conteúdo.
- Há a tentativa de supressão mediante outro pensamento ou ação.

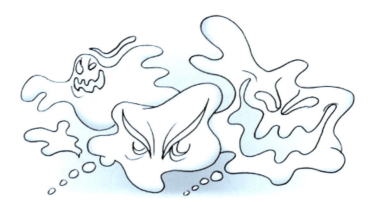

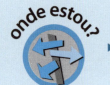

- TOC.

- NÃO É pensamento mágico.
- NÃO É preocupação excessiva com problema da vida real.

- Apesar da crítica do paciente a este tipo de pensamento, ele produz ansiedade por causar dúvidas terríveis no indivíduo, no que diz respeito ao risco de perdas, contaminações graves, riscos criminosos e dúvidas do próprio caráter.
- Aspectos do pensamento mágico.

Roubo do Pensamento

- Pensamento bloqueado, em que o indivíduo tem a vivência de que suas ideias foram levadas, apagadas ou mesmo manipuladas por outrem.
- É comum também a atribuição desses fenômenos a forças sobrenaturais (experiências de influência, inclusive em seu corpo e seus movimentos).

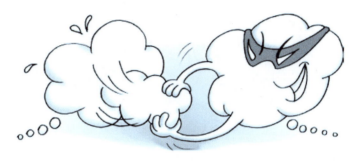

- Sintoma muito típico da esquizofrenia.
- Delírios crônicos.
- Parafrenias.

- NÃO É interceptação do pensamento.

Delírios

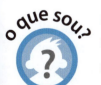

- Alterações patológicas dos juízos, com conteúdo impossível, mas o indivíduo tem convicção da veracidade de sua interpretação.
- Irredutível e irremovível, mesmo diante da maior lógica possível.
- É provido de grande individualidade e singularidade ("ninguém delira igual").
- É precedido de um estado de grande ansiedade, apreensão, sensação de tragédia (humor delirante).
- Alteração primária do pensamento (do ajuizar), é incompreensível, por ser algo novo que aparece na vida do indivíduo sem nenhuma raiz anterior.

▶ Os delírios podem ser de:

- perseguição – tipo de delírio em que a perseguição é o tema principal; o indivíduo acredita estar sendo perseguido por pessoas e armações mais variadas possíveis, no sentido de ser molestado e enganado. É encontrado principalmente na esquizofrenia paranoide;

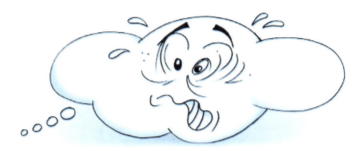

- grandeza – delírio dominado por ideias de uma superioridade extrema (riqueza, importância e poder). Encontrado nos quadros maníacos e na paralisia geral (sífilis);
- ciúmes – crença patológica de que o parceiro romântico está sendo infiel. O indivíduo com delírio de ciúme possui uma dependência emocional do ser amado, diferente do ciúme possessivo. Este tipo de delírio está presente no alcoolismo crônico, no transtorno delirante crônico e pode estar em todas as psicoses;
- influência – credibilidade de ser comandado por forças e/ou pessoas estranhas, deixando que estas o dominem. Está presente na esquizofrenia;
- sensitivo de relação – falsa crença de que os fatos e comportamentos dos outros, geralmente de natureza negativa, se referem a sua pessoa;
    – um mecanismo importante na formação de delírios de referência é a projeção, em que o indivíduo coloca no externo seus conflitos, temores e desejos; está presente nas psicoses esquizofrênicas;
- místico – delírio em que está presente a crença de que se está ligado a um deus, a missões religiosas com poderes que lhe foram concedidos;
    – pode estar presente na maioria das psicoses;
- culpa – é um delírio de autoacusação, em que o indivíduo acredita ser uma pessoa péssima, sem qualidades e que merece ser castigada. Falso sentimento de remorso e culpa, comum nas depressões graves;
- niilista – tipo de delírio em que o indivíduo acredita na ideia de sua destruição e do mundo. É encontrado na síndrome de Cottard;
- fantástico – tipo de delírio em que estão presentes histórias com riqueza de conteúdos e com grande adaptação da fantasia ao mundo real. Os temas

mais frequentes dos delírios fantásticos são: extraterrestres, forças espirituais ou sobrenaturais, transformações corporais, mitos de criação etc. Há preservação da atividade psíquica e de comportamento social. Encontrado nas parafrenias;

- Clérambault – delírio de início insidioso, resultado de conflitos ou fracassos, acompanhado de grande euforia com prevalência de ideias que irão subordinar a conduta a um postulado fundamental. Nesse grupo está a erotomania ou delírio erótico (de amar e ser amado);

- interpretação de Sérieux e Capgras – percepções delirantes que fazem o indivíduo interpretar o tempo todo suas percepções das quais derivam suas crenças delirantes com conteúdos místicos;

- *Folie à deux* – delírio compartilhado. Um indivíduo psicótico, com esquizofrenia ou transtorno delirante, influencia uma ou mais pessoas;

- Truman – o indivíduo acredita que sua vida está sendo exposta via internet.

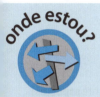

▶ Esquizofrenia e outras psicoses afins.

▶ NÃO É ideia prevalente.
▶ NÃO É superstição.
▶ NÃO É crença cultural.
▶ NÃO É ideia obsessiva.

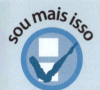

▶ Os delírios são agudos ou crônicos.
▶ O delírio pode ter algum dado de realidade, mas é determinado pela base mórbida do indivíduo.

Ideias Deliroides

▶ Ideias semelhantes ao delírio, no que se refere ao afastamento da realidade, mas compreensíveis por meio de uma interpretação psicológica, pois são consequências de alterações emocionais que ocorrem no indivíduo.

- Elas persistem (residuais) em transtornos orgânicos duradouros ou demências.
- Quadros maníacos.
- Depressões.
- Deficiência intelectual leve.
- Psicoses reativas.
- Transtorno de personalidade antissocial e *borderline*.

- Na depressão maior, a tristeza vital é considerada primária por ser incompreensível; dela irá derivar todo o conteúdo de ideias deliroides depressivas, e essas ideias são pseudodelírios, por serem psicologicamente compreensíveis.
- O termo paranoide é reservado para as psicoses esquizofrênicas e delírios crônicos (incompreensíveis), enquanto o termo paranoico é utilizado para psicoses de natureza compreensível.

- Ao exame:
  - para todas as alterações do pensamento, devem ser avaliados três aspectos:
    – a produção: se é lógica, ilógica ou mágica;
    – o curso: se é rápido, lento, bloqueado, perseverante ou prolixo;
    – o conteúdo: se são expressas preocupações exacerbadas ou desproporcionais ao assunto, se aparecem ideias obsessivas ou delirantes.
  - Avaliação do delírio:
    – *Psychotic Symptom Rating Scales* (PSYRATS);
    – Peters *et al*. *Delusions Inventory* (PDI).

Quanto menos alguém entende, mais quer discordar.
Galileu Galilei (1564-1642), físico e astrônomo italiano.

PENSAMENTO	
ALTERAÇÕES	**POSSIBILIDADES DIAGNÓSTICAS**
Pensamento inibido	• Quadros demenciais • Quadros depressivos graves
Lentificação do pensamento	• Depressões graves • Alterações quantitativas de consciência neurológica • Abuso de drogas • Quadros psico-orgânicos que afetam estruturas subcorticais
Aceleração do pensamento	• Mania franca ou grave • Hipomania • Transtorno de ansiedade generalizada grave • Abuso de drogas (alucinógenos, anfetamina e cocaína)
Fuga de ideias	• Mania franca ou grave
Descarrilhamento	• Principalmente na esquizofrenia
Pensamento confusional	• Transtornos mentais orgânicos agudos
Desagregação	• Principalmente na esquizofrenia • Demências
Interceptação	• Alteração típica da esquizofrenia
Pensamento prolixo	• Epilepsia • Transtorno de personalidade obsessivo-compulsiva • TOC • Deficiência intelectual • Lesões cerebrais • Início da esquizofrenia
Pensamento pobre	• Demências • Deficiência intelectual • Esquizofrenia residual ou crônica
Pensamento vago	• Quadros neuróticos graves • Início da esquizofrenia • Demências • Transtorno de personalidade esquizotípica
Dissociação	• Alteração característica da esquizofrenia • Transtornos neuróticos • Transtornos decorrentes de perturbações fisiológicas cerebrais e gerais (epilepsia, traumatismo craniano, intoxicações, síndrome de Ganser)
Pensamento mágico	• TOC • Esquizofrenia • Transtornos de ansiedade • Transtornos de personalidade-esquizotípica, histriônica, *borderline* e narcisista
Pensamento derreísta	• Transtornos de personalidade narcisista, esquizotípica e histriônica • Esquizofrenia • Transtornos de ansiedade • Adolescentes normais

Coluna lateral esquerda: DO CURSO / DO CONTEÚDO

DO CONTEÚDO	Pensamento obsessivo	• TOC
	Roubo do pensamento	• Sintoma típico da esquizofrenia • Delírios crônicos • Parafrenias
	Delírios	• Esquizofrenia e psicoses afins
	Ideias deliroides	• Residuais em transtornos orgânicos duradouros ou demências • Quadros maníacos • Depressões • Deficiência intelectual leve • Psicoses reativas • Transtorno de personalidade antissocial

CAPÍTULO 9

Linguagem e suas Alterações

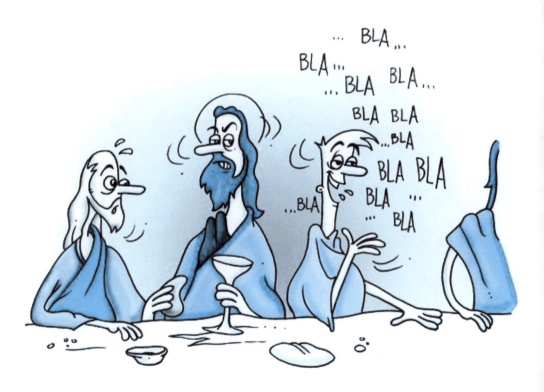

Inspirado na obra: *Santa Ceia*, de Leonardo da Vinci

LINGUAGEM

LINGUAGEM

A linguagem é como um jogo de xadrez, em que a posição das peças em um momento determinado é o que conta.

Ferdinand de Saussure (1857-1913), linguista suíço.

▶ É a manifestação do pensamento que caracteriza o processo mental do ser humano.

▶ Sua base neurobiológica é inata. Nos primeiros meses de vida começa a aprendizagem da fala ao se escutar outras pessoas e com a prática de emitir sons, característica dos bebês.

▶ A linguagem escrita faz parte do social, sendo um processo cultural que é organizado pelo ensino formal.

▶ As linguagens falada e escrita são expressões constituídas por um sistema de sinais de cada língua, que possuem:

- fonemas (sons);
- elementos semânticos (vocábulos referentes a cada idioma)
- sintaxe (estabelece relações entre palavras e frases).

▶ Prosódia (ritmo e entonação da fala).

▶ Pragmática (contexto em que é usada).

▶ A linguagem tem a função de:

- comunicação;
- reflexo e compreensão do pensamento;
- manifestações emocionais;
- expressão literária;
- afirmação do eu;
- informação (função referencial);
- persuasão (função conativa);
- autoexplicação (metalinguística).

▶ A expressão e a compreensão da fala se dão por meio de um processo criativo de busca dos sons, das sílabas, das palavras e da gramática, que dá sentido a esses itens ocorre por meio do sistema mnemônico (dicionário mental), permitindo ao indivíduo determinadas consultas.

▶ Fases da formação da linguagem:

- 1ª etapa – conceitualização (macroplanejamento) – planejamento do conteúdo da fala e busca de conceitos;

- 2ª etapa – formulação (microplanejamento) – planejamento da forma da fala, busca de fonemas, palavras e regras sintáticas. Envolve a área de Broca, região lateral inferior;

- 3ª etapa – articulação – planejamento dos movimentos necessários para emitir a voz envolvendo o tronco encefálico, responsável pela musculatura facial, da língua e das cordas vocais na laringe, faringe e músculos respiratórios. Essa etapa envolve as regiões pré-motoras do córtex frontal esquerdo e a face no giro pré-central.

▶ Outras regiões corticais também estão presentes:

- áreas auditivas (sons verbais);

- áreas visuais (escrita);

- áreas límbicas.

ALTERAÇÕES NEUROLÓGICAS DA LINGUAGEM

A clareza é a cortesia do homem de letras.
Jules Renard (1864-1910), escritor francês.

Disartria

- Problemas referentes à articulação das palavras devido aos músculos da fonação apresentarem paralisia, ataxia ou paresias.
- Esta alteração é acentuada quando o indivíduo faz uso das consoantes labiais e dentais.

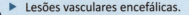

- Lesões cerebrais específicas.
- Paralisia geral progressiva.
- Traumatismo cranioencefálico.
- Tumores cerebrais.
- Lesões vasculares encefálicas.
- Esclerose em placas.
- Paralisia pseudobulbar.
- Intoxicação alcoólica.
- Doença de Huntington.
- Coreia de Sydenhan.
- Doença de Parkinson.

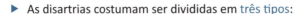
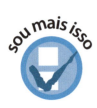

- As disartrias costumam ser divididas em três tipos:
  - disartrias paralíticas – articulação insuficiente, voz enfraquecida, em que a compreensão da palavra é quase impossível;
  - disartria cerebelar – irregularidade do volume da fala;
  - disartrias extrapiramidais – aceleração da fala (taquifemia), com dificuldade de articulação, e pode estar acompanhada de prolongamento de palavras ou sílabas (palilalia).

Dislalia

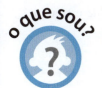

o que sou?
- É um transtorno de articulação da fala que aparece na pronúncia das palavras; o indivíduo troca, distorce, omite ou substitui sons.

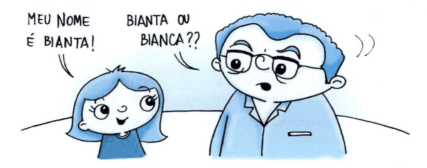

onde estou?
- Malformações congênitas.
- Traumatismo dos órgãos fonadores.
- Patologias do sistema nervoso central (SNC).
- Hiperatividade.
- Deficiência intelectual.

não sou
- NÃO É transtorno de articulação decorrente de afasia ou apraxia.
- NÃO É transtorno de linguagem expressiva ou receptiva.
- NÃO É fenda palatina.
- NÃO É disartria.

sou mais isso
- A dislalia pode ser considerada orgânica, quando há lesão periférica (defeitos da língua, do palato e dos lábios), e funcional, quando resulta do mau funcionamento psíquico (hereditariedade, alterações emocionais e imitação).
- Início precoce, por volta dos 3 anos em casos graves, e é mais comum nos meninos.

▶ Ao exame:
- É necessário realizar *exames neurológicos*, audiométricos e da estrutura oral para descartar possíveis fatores físicos;
- Exames clínicos: observar se a criança é distraída, desinteressada, apática, sem tranquilidade, ou se apresenta dificuldades para falar na presença do clínico.

▶ Testes e escalas:
- testes de desenvolvimento da inteligência;
- avaliação da capacidade motora;
- audiometria;
- palatografia.

Alexia

▶ *Incapacidade total* para a *leitura* já adquirida, geralmente associada à afasia e agrafia.

▶ O indivíduo está impossibilitado de ler, mas escreve normalmente.

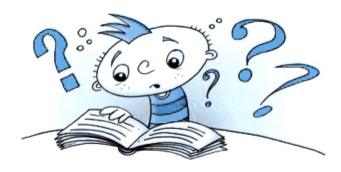

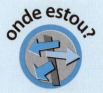

▶ Transtornos neurológicos.

Dislexia

▶ Alteração neurológica que prejudica a aprendizagem na área da leitura e da escrita.

158

- Problemas congênitos ou genéticos.
- Lesão orgânica.
- AVC.
- Doenças degenerativas.

- Pode ser de dois tipos:
  - fonológica de desenvolvimento ou de evolução – é causada por problemas de malformação intrauterina (congênita) ou hereditária (genética). Comum em crianças e adultos que apresentam como comorbidade dispersão, desatenção, hiperatividade e alterações da coordenação motora;
  - adquirida – comum em adultos e idosos, provocada por trauma, AVC, Alzheimer e tumores.
- Os sintomas mais comuns são:
  - em crianças:
    - dificuldade para o aprendizado, nomeação e reconhecimento das letras do alfabeto;

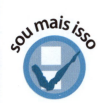

    - desinteresse por livros de história, canções, jogos e brincadeiras que envolvem sons verbais;
    - dificuldade para pronunciar palavras longas ou complexas;
    - desinteresse pela leitura e escrita;
    - inverte e omite letras ou sílabas.
  - adolescentes e adultos:
    - dificuldade para digitar *e-mails*;
    - lentidão para leitura ou necessidade de acompanhar textos com dedo, caneta ou régua;
    - falha na memória recente de curto prazo;
    - dificuldade para aprender uma segunda língua.
- Incidência de três homens para cada mulher, atingindo 15% da população.

Agrafia

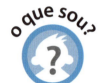

▶ Perda de capacidade para escrita já adquirida, devida a lesão orgânica.

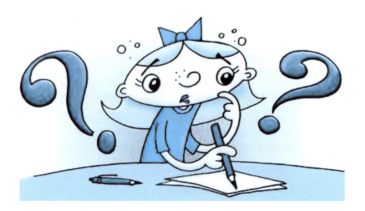

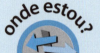

▶ Demências.

▶ Paresias dos membros.

▶ Distúrbios dos movimentos como tremor e coreia.

Transtorno da Leitura

▶ Comprometimento da capacidade de reconhecer palavras.

▶ É difícil compreender a leitura, já que apresenta trocas de letras e inversão de sílabas.

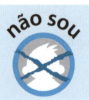

▶ NÃO É alexia e nem dislexia.

- A causa do transtorno de leitura é de origem desconhecida.
- Encontrado com mais frequência nos meninos e geralmente está associado a outro transtorno psiquiátrico.
- Dificuldade no processamento auditivo e no soletrar.
- História de transtorno no desenvolvimento da fala e da linguagem.

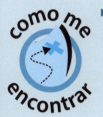

- Testes e escalas
  - teste padronizado de exatidão e compreensão de leitura (a partir de 7 anos);
  - testes de diagnóstico psicopedagógico;
  - testes de ortografia;
  - bateria projetiva de avaliação.

Transtorno de Soletrar

- Comprometimento da capacidade de soletrar as palavras, atingindo também a escrita.

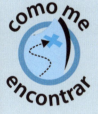

- Testes e escalas:
  - teste padronizado de soletração.

Afasia

- Incapacidade motora do órgão responsável pela fala para produzir a linguagem.
- Dificuldade ou incapacidade de compreensão e expressão da linguagem verbal ou escrita.
- Perda dos conhecimentos de linguagem já adquiridos (podem ou não estar acompanhados de algum prejuízo das funções intelectuais).

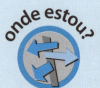

▶ Lesão cerebral.
▶ Tumor encefálico.
▶ Demências.
▶ Infecções.

▶ NÃO É disartria.

▶ As afasias se classificam em:
- Afasia sensorial ou de Wernicke – dificuldade que o indivíduo tem em compreender as linguagens verbal e escrita. Consegue a emissão da palavra, mas apresenta-se de forma defeituosa. Encontrada na doença de Alzheimer e demências vasculares;
- Afasia de expressão ou sensitiva ou de Broca – comprometimento da expressão da linguagem oral e escrita, bem como da compreensão, por vezes. É comum como sequela de AVC do lado direito e na doença de Pick (órgão fonador preservado);
- Afasia global – perda total da capacidade de articular palavras com impossibilidade de expressão e compreensão. Ocorre devido a lesões cerebrais que atingem a zona motora.

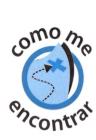

▶ Ao exame:
- exames neurológicos que possibilitem verificar a localização da lesão cerebral, para classificar o tipo de afasia;
- exame clínico do indivíduo: observar fala, fluência da fala, escrita, compreensão, repetição e leitura. Se o indivíduo tiver capacidade para escrever uma frase correta, isso indica que é uma afasia leve.

▶ Laboratório:
- EEG e neuroimagem.

▶ Testes e escalas:
- Prova de Pierre Marie.

Síndrome de Landau-Kleffner

- Perda abrupta e temporária da linguagem receptiva e expressiva.
- Conhecida como afasia adquirida com epilepsia.

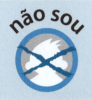

- NÃO É afasia.
- NÃO É autismo.

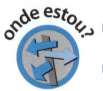

- Seu início é acompanhado por anormalidades paroxísticas no EEG e por crises epilépticas.
- Geralmente começa a aparecer entre 3 e 7 anos.

ALTERAÇÕES PSIQUIÁTRICAS DA LINGUAGEM

A palavra é um laminador que distende sentimentos.
Gustave Flaubert (1821-1880), escritor francês.

Disfemias

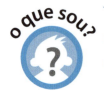

- Perturbação na emissão dos fonemas e na velocidade da fala.
- Pode estar aumentada ou diminuída, em função da emoção do indivíduo.

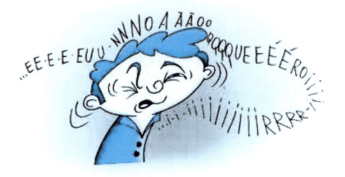

- Transtorno conversivo.
- Transtorno de personalidade antissocial.

- Um tipo comum de disfemia é a gagueira, que pode ocorrer tanto por fatores emocionais como problemas referentes à fonação e fatores genéticos.
- Forma acentuada conhecida como afonia.

Logorreia

- Comprometimento da fala, devido ao aumento de sua velocidade.

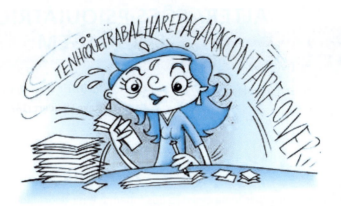

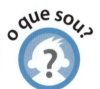
- Mania e hipomania.
- Demências.
- Ansiedade psicogênica ou crônica.
- Transtornos hipertímicos da personalidade.

Bradilalia

- Diminuição acentuada da fala, em que o indivíduo verbaliza de forma muito vagarosa e de difícil entendimento.

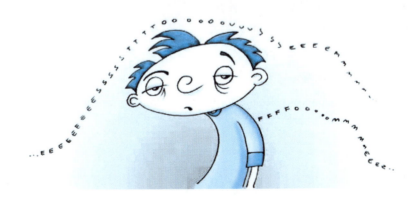

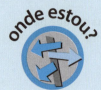

- Depressão grave.
- Demências.
- Esquizofrenia.

Mutismo

- A fala fica impossibilitada devido a um estado emocional ou uma perturbação psiquiátrica.

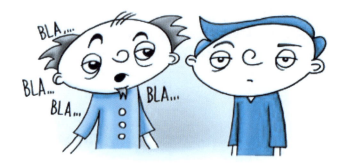

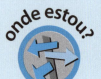

- Estado de estupor.
- Esquizofrenia catatônica.
- Demência senil.
- Depressão grave.
- Autismo.
- Quadros psicogênicos (dissociativos e conversivos).

- NÃO É mudez.

166

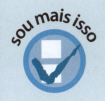
► Fala-se em mutismo acinético para descrever os quadros de coma em que há algum tipo de resposta do indivíduo, que não seja a linguagem oral, causado por lesões vasculares na parte superior do tronco cerebral.

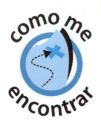
► Ao exame:
- Exame neurológico geral;
- Exame físico – verificar controle dos esfíncteres, sudorese ou pele seborreica, reflexos primitivos, temperatura corporal, desidratação, nuca rígida e fatores neurológicos localizados;
- Histórico familiar do indivíduo e de seus antecedentes, observando fatores e forma de início do quadro.

Ecolalia

► Alteração da linguagem caracterizada pela repetição da fala, mais especificamente das últimas palavras que o indivíduo ouviu, sendo totalmente involuntária.

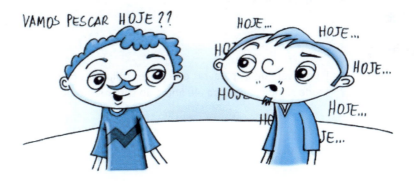

► Esquizofrenia catatônica.
► Quadros psicorgânicos.

Estereotipia e Perseveração Verbal

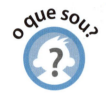

▶ Repetição involuntária de palavras e frases que acabam por tornarem-se sem sentido, pois o indivíduo, a partir do que ouviu, faz uma repetição mudando o conteúdo da frase ou palavra.

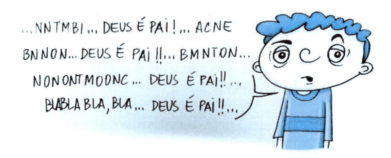

▶ Esquizofrenia.
▶ Autismo.
▶ Deficiência intelectual.
▶ Demência pré-senil de Pick.
▶ Doença de Parkinson.
▶ Lesões da encefalite epidêmica.

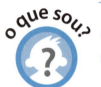

▶ É possível que as palavras e as frases utilizadas pelo indivíduo sejam de conteúdo significativo para ele antes do surgimento de sua doença.

Logoclonia e Palilalia

▶ O indivíduo repete seu próprio discurso.

▶ Quando ocorre a repetição das últimas sílabas, denomina-se logoclonia, e a repetição da última palavra é chamada de palilalia.

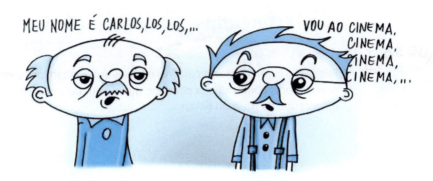

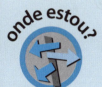
▶ Demência de Pick.
▶ Demência de Alzheimer.

▶ NÃO É ecolalia.

Verbigeração

▶ Repetição de palavras ou frases durante um período prolongado (semanas, meses ou dias), de maneira monótona e sem parar.

▶ Esquizofrenia.
▶ Demências.
▶ Transtornos mentais confusionais.

Mussitação

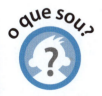
▶ Alteração em que predomina o murmúrio somado ao tom baixo da fala de maneira repetitiva e com pouco movimento labial.

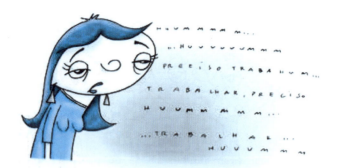

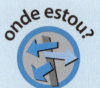
- Esquizofrenia.
- Depressão grave.
- Demências.

Neologismo

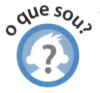
- Alteração caracterizada pelo uso de palavras novas ou já conhecidas, pois o sujeito cria seu próprio significado, o que as torna sem sentido para quem as ouve.

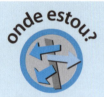
- Principalmente na esquizofrenia.

Jargonofasia

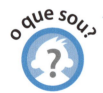
- Consiste na incoerência total da fala, devido a palavras e frases desconexas, com a articulação preservada. Palavras identificáveis, em geral com articulação correta, são caoticamente emitidas, geralmente misturadas com neologismos.

- Esquizofrenia. Não articula as ideias em razão de sua estrutura de pensamento estar cindida.
- Afasia sensorial ou de Wernicke.
- Estereotipia ou perseveração verbal.

- NÃO É logorreia.
- NÃO É ecolalia.
- NÃO É logoclonia e nem palilalia.
- NÃO É verbigeração.

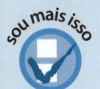
- Pode ser chamada de: salada de palavras, confusão de linguagem ou paragramatismo.

Glossolalia

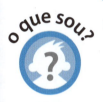
- Consiste na emissão de sons que nos parecem uma outra língua, onde os fonemas são, na maioria, ininteligíveis, porém assemelhando-se a uma fala normal, como também adquirem uma certa expressão repetitiva e musical; podem conter neologismo, criando semelhança com uma linguagem pessoal, apesar de indecifrável.

- Esquizofrenia.
- Cultos evangélicos pentecostais e budistas.
- Dissociações histéricas.

Pararrespostas

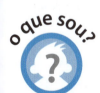
- Respostas completamente disparatadas em relação às perguntas.

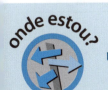
- Esquizofrenia e demências.

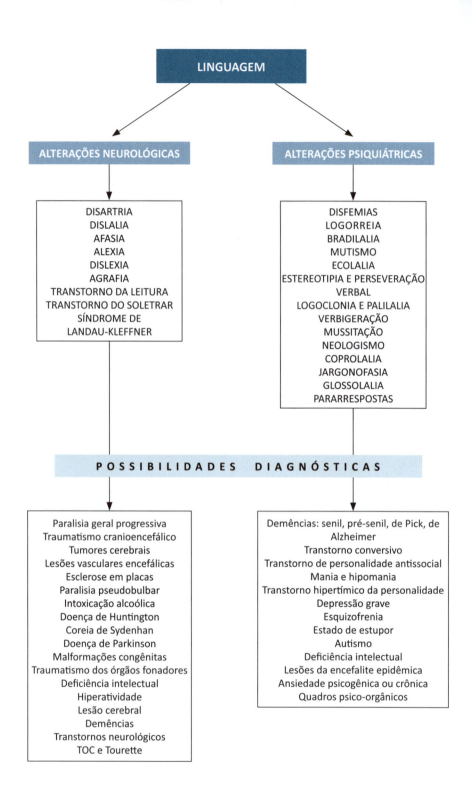

CAPÍTULO 10

Instinto, Impulso e Vontade e suas Alterações

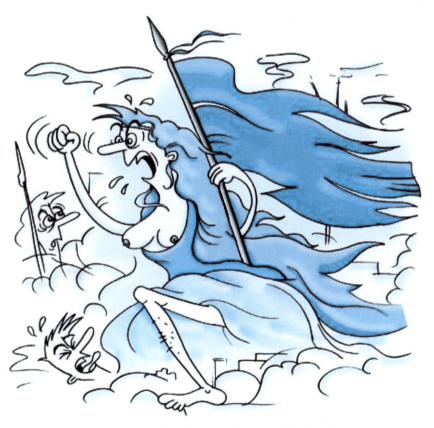

Inspiração: *A Liberdade Guiando o Povo*, de Delacroix

INSTINTO, IMPULSO E VONTADE

INSTINTOS

A necessidade é a mãe da invenção.

Platão, filósofo grego (séc. III a.C.)

▶ Também podem ser chamados de tendências vitais, que respondem aos reflexos incondicionados e condicionados.

▶ São de organização genética e constitucional referente a cada espécie, visando a sua sobrevivência e perpetuação.

▶ Sua manifestação é no sentido de descarga de tensões, para o restabelecimento do estado neurofisiológico não tensional (homeostasia). Por exemplo: fome, sede, termorregulação, sono e sexo, que são acionadas nas diversas estruturas cerebrais (tálamo, hipotálamo, amígdala, núcleos basais do cérebro anterior e o cingulado anterior).

▶ As regiões subcorticais (núcleos do tronco cerebral, núcleos da base do cérebro anterior e do sistema límbico) são áreas que apresentam maior atividade em seres vivos primitivos e no Homem logo após o nascimento, pois nelas a atividade predominante é automática, involuntária, pré-programada ou inata. As respostas manifestas possuem baixa discriminação, que só será aumentada quando alcançada a atuação da região cortical, na qual predomina a atividade voluntária, controlada, consciente.

▶ A psicanálise trabalha essa questão diferenciando instinto (*instinkt,* em alemão) de pulsão (*trieb*). Para Freud a pulsão é um conceito fronteiriço entre o somático e o mental. Em 1920, com a publicação de "Além do Princípio do Prazer", surge a oposição entre a pulsão da vida (Eros) e a pulsão de morte (Tanatus). Freud ainda acrescenta: [...] "instinto é um dos conceitos na demarcação entre o psíquico e o físico" [...] "O que diferencia os instintos uns dos outros e os dota de atributos específicos é a relação com suas fontes somáticas e suas metas" (Freud, 1905/2016, p. 66-67).

▶ Reflexos incondicionados – são fenômenos neurofisiológicos com atividade no sistema nervoso central, inalteráveis, limitados, que nascem com a pessoa e que permitem sua adaptação ao meio ambiente em resposta a alguns estímulos. Têm como objetivo a sobrevivência do indivíduo e da espécie. São: deglutição, sucção, contração de membros, movimento de agarrar, movimento natatório, respiração, circulação, excreção, resposta a luz e sons etc.

▶ Reflexos condicionados – são respostas do córtex cerebral mediante conexões nervosas que não existiam previamente, mas que foram aprendidas e desenvolvidas por meio de estímulos chamados sinais. Esses sinais levam o cérebro a uma atividade analítico-sintética, com resposta excitatória ou inibitória.

▶ Perspectiva darwiniana – "um ato desempenhado por um animal, sobretudo quando é novo e inexperiente, ou um ato desempenhado por muitos indivíduos, da mesma forma, sem que saibam prever o fim".

▶ Teoria da Síntese Evolutiva Moderna (Ivan Schmalhausen – zoólogo) – os instintos são compostos por influências genéticas, como também pela plasticidade fenotípica-comportamental.

▶ Para as funções instintivas se expressarem como "comportamento instintivo" elas necessitam do concurso das funções conativas e das intelectuais.

ALTERAÇÕES DOS INSTINTOS

Alimentares

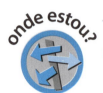

▶ Falta, perda, aversão, exagero ou perversão da ingestão de alimentos, preocupação com a comida, com o peso corporal e a forma física, associados a graves distúrbios no comportamento alimentar, dos pensamentos e emoções relacionadas.

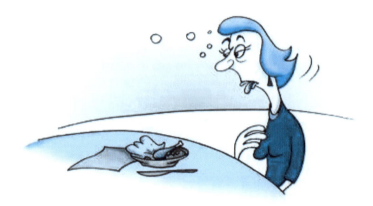

- ▶ Anorexia nervosa.
- ▶ Bulimia.
- ▶ Bulimia multi-impulsiva – bulimia com automutilações em mulheres (alta incidência nos transtornos do estresse pós-traumático, transtorno obsessivo-compulsivo, transtornos de humor, mau funcionamento global e elevada prevalência de transtornos de personalidade *borderline*).
- ▶ Transtorno da compulsão alimentar periódica (não seguido de purgação, jejum ou exercícios físicos excessivos).
- ▶ Hiperfagia.
- ▶ Malácia ou pica (ingestão de substâncias não alimentares: terra, madeira, pequenos animais).
- ▶ Coprofagia (ingestão de excremento)
- ▶ Mericismo (ingestão acompanhada de regurgitação).
- ▶ Alguns transtornos psiquiátricos (quadros paranoides).
- ▶ Personalidade *borderline* (comilança).
- ▶ Demências (doença de Alzheimer, quadros vasculares cerebrais).

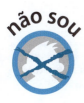

- ▶ NÃO É perda de apetite por outras doenças psiquiátricas.
- ▶ NÃO É patologia gastrintestinal alta que leva a vômitos repetidos.
- ▶ NÃO É doença neurológica (epilepsia, tumores do SNC).
- ▶ NÃO É sitiofobia – fobia a determinados alimentos.

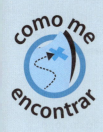

- ▶ Ao exame:
  - investigação da ingestão de alimentos, inclusive com os diários alimentares;
  - verificar presença de comorbidades (depressão).
- ▶ Exames laboratoriais:
  - realizar testes laboratoriais que analisem a condição carencial para o estudo das funções clínicas gerais;
  - verificar o nível de endorfina plasmática.
- ▶ Testes e escalas:
  - Teste de Atitudes Alimentares (Gross *et al.*, 1986, tradução Nunes, 1994).
  - Teste de Investigação Bulímica de Endenburgh (Henderson e Freeman, 1987, tradução de T. A. Cordas)
  - Questionário de Imagem Corporal – Versão para Mulheres (Cooper *et al.*, 1987, tradução de T. A. Cordas)
  - Questionário de Impulsores – frequência com que influencia sua conduta.

SONO

- É um estado fisiológico que ocorre dentro de períodos de 24 horas e alterna-se com estados de vigília (circadiano), vinculado a estruturas anatômicas, mecanismos fisiológicos e neurotransmissores.
- Mecanismos anatomofuncionais da vigília: tronco cerebral – manutenção da vigília ou estado de alerta, envolve a participação de neurotransmissores e neuromoduladores na vigília.
- Mecanismos anatomofuncionais do sono: ativação dos neurônios GABAérgicos (ondas lentas – SOL). Ocorre o processo de "desligamento" dos sistemas ativadores do tronco encefálico, hipotálamo e prosencéfalo basal que envolve a participação de neurotransmissores e neuromoduladores no sono.
- Estágios do sono – O sono noturno é formado por quatro estágios: N1 (superficial); N2 (50% do tempo total de sono); N3 (SOL – alentecimento da frequência das ondas cerebrais) e SONO REM – elementos fásicos (movimentos oculares rápidos).

Dissonias

- Perturbação predominante na quantidade, qualidade ou regulação do sono.

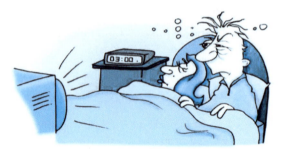

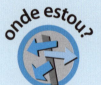

- Insônia (iniciar, manter e/ou insatisfação com a qualidade do sono – prejuízos sociais e cognitivos).
- Podem estar associadas a outras condições e comorbidades (fatores predisponentes, fatores desencadeantes e perpetuantes).

Parassonias

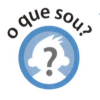

- Eventos episódicos (físicos ou experiências indesejáveis) que ocorrem durante o sono, constituindo em: movimentos anormais, comportamentos, emoções, percepções, sonhos e transtornos autonômicos no despertar, no despertar parcial ou na transição sono-vigília.

- Sonambulismo.
- Terror noturno.
- Pesadelo.
- Narcolepsia (ataque irresistível de sono, com a presença de alucinações hipnagógicas, hipnopômpicas ou paralisia).
- Abalos ou mioclonias hipnagógicas (abalo súbito de todo o corpo ou partes dele).
- Estado dissociado (parecem estar acordados ou dormindo; sono atípico – abalos musculares, vocalizações e sonhos vívidos).
- Existência de relação recíproca de influência da epilepsia sobre o sono.

- NÃO É síndrome do pânico.
- NÃO É estresse pós-traumático.
- NÃO É transtorno de ansiedade generalizada.

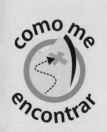

- Testes e escalas:
  - Miniquestionário de Sono (Zomer *et al.*, 1985, traduzido por F. Alóe e S. Tavares);
  - Questionário Escandinavo Básico de Sono (Partinen e Gislason, 1995, traduzido por A. Pedroso e F. Alóe);
  - Questionário de Autoavaliação de Sono (Gorenstein, 1983);
  - Escala de Sonolência de Stanford (Hoddes *et al.*, 1973, traduzida por S. Tavares e C. Gorenstein);
  - Diário de Sono – Avaliação do Ritmo Vigília-Sono (Andrade, 1981);
  - Exame de Polissonografia (investigação dos transtornos do ciclo vigília-sono);
  - Escala de Sonolência de Epworth (discrimina a sonolência excessiva diurna);
  - Teste das Latências Múltiplas de Sono (quadros de sonolência diurna – narcolepsia);
  - Teste das Latências Múltiplas de Sono (narcolepsia sem cataplexia);
  - Teste da Manutenção da Vigília – TMV (capacidade de permanência acordado em ambiente com pouca estimulação sensorial);
  - Imunogenética e Tipagem HLA-DQB1 (*0602);
  - Hipocretina tipo 1 no liquor.

Resposta Sexual

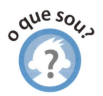

▶ Ciclo de mudanças físicas e emocionais que acontecem na participação de uma atividade sexualmente estimulante, incluindo relações sexuais e masturbação. Existem quatro fases neste ciclo: 1) Desejo (libido), 2) Excitação (excitação), 3) Orgasmo e 4) Resolução.

Alterações da Resposta Sexual

▶ Incapacidade do indivíduo de participar de um relacionamento sexual da forma que gostaria devido a alterações do desejo, da resposta genital e ejaculatória, durante a resposta sexual.

- ▶ Falta ou perda do desejo.
- ▶ Aversão sexual.
- ▶ Falha da resposta genital (ereção – lubrificação).
- ▶ Disfunção orgásmica.
- ▶ Ejaculação precoce.
- ▶ Vaginismo.
- ▶ Dispareunia.

▶ Na maioria dos casos, as causas dos transtornos da resposta sexual são decorrentes de conflitos psíquicos: ansiedade excessiva, exigência elevada, baixa autoestima, preocupação excessiva com o desempenho sexual, desconhecimento do próprio corpo, dificuldade de comunicação sexual e/ou falta de intimidade sexual.

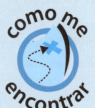

- ▶ Ao exame:
  - realizar uma anamnese sexológica, abordando a identificação do problema, desenvolvimento da sexualidade, grupo familiar, avaliação da história sexual, avaliação da história conjugal e/ou das parcerias.
- ▶ Testes e escalas:
  - Escala de Rastreamento de Dependência de Sexo (Carnes, 1983; Schneider, 1991, traduzido por E. Doering);
  - *Sexual Inhibition/Sexual Excitation Scales* – SIS/SES (Jansen *et al.*, 2002a);
  - Índice Internacional de Função Erétil – IIEF (Rosen *et al.*, 1999).

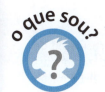

Identidade Sexual

▶ Forte e persistente preferência pela condição e pelo papel do sexo oposto, utilizando-se para isto, de vestimentas para criar a aparência desejada.

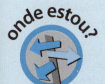

▶ Transexualismo.
▶ Travestismo de duplo papel.

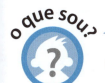

Excreção

▶ Liberação de excrementos (urina ou fezes), proposital ou involuntária, outras alterações são geralmente encontradas em crianças.

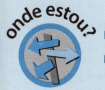

▶ Enurese.
▶ Encoprese.

IMPULSO

A única maneira de se livrar de uma tentação é ceder.
Oscar Wilde (1854-1900), escritor irlandês.

▶ É uma resposta involuntária, momentânea, incontrolável, que ocorre em sintonia com os valores e as necessidades do indivíduo (sendo inadequada para outras pessoas), com acentuado desejo de experimentação e desprovida de finalidade de sobrevivência.

▶ Três aspectos distintos: 1) motor (ação sem pensar); 2) cognitivo (rápida tomada decisão cognitiva), e 3) sem planejamento (redução na orientação de situações futuras).

▶ Pode ser denominado compulsão quando as ações são repetitivas, ritualizadas em resposta a uma ideia obsessiva. É reconhecido pelo indivíduo como indesejável e inadequado. Tem a função de aplacar a ansiedade, embora seja desconectado da realidade.

Alteração dos Impulsos de Agressividade Atenuada

O homem é o lobo do homem.
Arthur Schopenhauer, filósofo alemão.

▶ São atos repetidos involuntários que não têm nenhuma motivação racional, com intenção exclusiva para o alívio de seus sintomas e, geralmente, prejudicam os interesses do sujeito e de outras pessoas, causando tensão ou excitação antes do ato e satisfação e prazer ao consumá-lo.

▶ Nas compulsões, o alívio causado após realizar o ato compulsivo é logo substituído pela necessidade de repeti-lo.

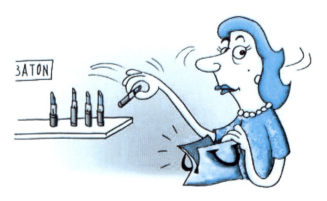

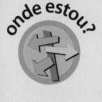

- ▶ Compulsão para comprar.
- ▶ Compulsão por internet e *videogame*.
- ▶ Sexo compulsivo.
- ▶ Cleptomania (impulso irresistível de furtar objetos).
- ▶ Piromania (impulso de atear fogo a objetos, lugares etc.).
- ▶ Tricotilomania (impulso irresistível de arrancar os próprios cabelos).
- ▶ Jogo patológico (frequentes e repetidos episódios de jogos que dominam a vida da pessoa, levando-a a enorme comprometimento de seus bens materiais, vida afetiva e profissional).
- ▶ Outras dependências comportamentais (compulsões alimentares, escoriação e comportamento focado no corpo).
- ▶ Traumatismo cranioencefálico (TCE) comumente acarretará comportamento impulsivo.

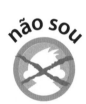

- ▶ NÃO É transtorno de conduta.
- ▶ NÃO É episódio maníaco.
- ▶ NÃO É personalidade antissocial.
- ▶ NÃO É transtorno do movimento estereotipado.
- ▶ NÃO É uso excessivo de álcool ou drogas.
- ▶ NÃO É transtorno obsessivo-compulsivo.
- ▶ NÃO É transtorno bipolar.
- ▶ NÃO É episódio maníaco.
- ▶ NÃO É devido aos efeitos de uma condição médica geral.

- ▶ Teorias psicodinâmicas apontam para a gratificação simbólica de impulsos, desejos, conflitos ou necessidades inconscientes.
- ▶ Teoria cognitiva sugere ilusão de controle.
- ▶ Teoria biológica sugere déficit noradrenérgico.
- ▶ Teoria fenomenológica sugere a expressão incomum de um transtorno do humor ou transtorno obsessivo-compulsivo.
- ▶ Teoria comportamental pressupõe que estes indivíduos preferem ganhos menores em curto prazo a maiores atrasados, ou ainda preferem punições maiores atrasadas a menores imediatas.

- ▶ Escala Barrat de Impulsividade – Bis 11 (avaliação dos tipos de impulsividade).
- ▶ *Eysenck Impulsivity Scale* (avaliação de três traços de personalidade, que determinarão a inclinação para a ocorrência de riscos).

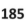

Alterações do Controle dos Impulsos Agressivos

Impulso Explosivo Intermitente

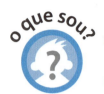

- Repetidos episódios de heteroagressividade e destruição material sem motivos plausíveis, com violação dos direitos alheios.
- Agressões verbais e não destrutivas.

- Psicoses (esquizofrenia e mania).
- Alguns casos de intoxicação por psicotrópicos.
- Transtornos de personalidade (explosiva, *borderline*, sociopática).
- Deficiência intelectual.
- Quadros de intoxicação por psicotrópicos.
- Transtornos de personalidade.
- Epilepsia.
- Estados demenciais senis e pré-senis.
- Ocorrência na piromania.

- Alguns desses impulsos patológicos dirigidos contra pessoas são chamados de furor ou também de frangofilia. O grau de agressividade é desproporcional aos fatores desencadeantes.

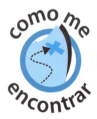

- NÃO É transtorno bipolar.
- NÃO É transtorno psicótico.
- NÃO É transtorno por uso de drogas.
- NÃO É transtorno de personalidade.
- NÃO É traumatismo craniano.

- STAXI 2 – Inventário de Expressão de Raiva como Estado de Traço.

Impulso e Ato Suicida

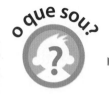

▶ Atos extremos de agressividade voltados contra si mesmo, provocados intencionalmente.

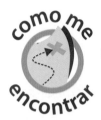

▶ Personalidade psicopática.
▶ Personalidade *borderline*.
▶ Depressão maior.
▶ Dependência ao álcool e outras drogas.
▶ Distimias.
▶ Esquizofrenia.
▶ Episódios maníacos.
▶ Comportamento agressivo impulsivo (e de suicídio) – apresentam baixos ou elevados níveis de serotonina no encefálo.

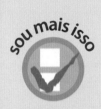

▶ Escala de Classificação de Gravidade de Suicídio de Columbia (C-SSRS) – Avaliação do Risco de Suicídio.

▶ Existem variações do suicídio que vão desde os de natureza socioeconômica, política, religiosa e cultural, passando pelos psicológicos e psicopatológicos, até os genéticos e biológicos (Roy, 1999).
▶ Emile Durkheim, sociólogo francês (1858-1917), divide o suicídio em três tipos:
  • Suicídio egoísta – resultado de uma individuação excessiva e pouca integração na sociedade, sendo o mais comum dos três tipos;
  • Suicídio anônimo – causado quando o indivíduo se vê numa situação de instabilidade social, iniciada por uma crise da ordem e das regras sociais, pois estas não correspondem aos objetivos de vida do indivíduo;
  • Suicídio altruísta – quando os indivíduos se sacrificam por uma causa social coletiva, um gesto impessoal. Por exemplo: atentados suicidas (torres gêmeas, setembro de 2001), ataques *kamikaze* (pilotos japoneses, durante a Segunda Guerra Mundial).
▶ Teorias psicológicas: Freud declara sua crença de que o suicídio representaria uma agressão voltada para o íntimo, contra um objeto de amor introjetado e ambivalentemente investido, além de um desejo anteriormente reprimido de matar outra pessoa (Freud, 1917). Com base nas ideias de Freud, Karl Menninger, psiquiatra americano (1893-1990) concebe três componentes de hostilidade envolvidos no suicídio: o desejo de matar, o desejo de ser morto e o desejo de morrer (Minninger, 1952).

Alterações do Controle dos Impulsos Sexuais

Parafilias

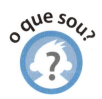

▶ São necessidades, preferências e fantasias sexuais exclusivas e especializadas, por um ou mais objetos, inaceitáveis socialmente, usados para satisfação sexual e que acabam influenciando toda sua vida.

▶ Também são denominados comportamento sexual atípico e comportamento sexual atípico decorrente de um transtorno (causam sofrimento significativo ou prejuízo nas áreas sociais, ocupacionais e/ou outras funções importantes).

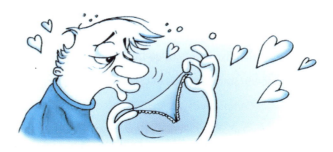

▶ Fetichismo (uso de objetos inanimados como estímulo para excitação e satisfação sexual).

▶ Travestismo fetichista (uso de roupas do sexo oposto para excitação e satisfação sexual).

▶ Exibicionismo (ato de expor os órgãos genitais a outras pessoas geralmente do sexo oposto, em lugares públicos).

▶ *Voyeurismo* (ato de olhar as pessoas envolvidas em situações íntimas ou sexuais).

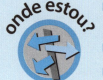

▶ Pedofilia (preferência sexual por crianças geralmente de idade pré-puberal ou início da puberdade).

▶ Zoofilia (desejo e atividade sexual com animais).

▶ Necrofilia (desejo sexual e atividade sexual com cadáveres).

▶ Coprofilia (busca de prazer com uso, cheiro e visão de excrementos).

▶ Sadomasoquismo (atração sexual aumentada em atividades com comportamento de servilismo e provocação de dor ou humilhação).

▶ Ninfomania e satiríase (impulso sexual excessivo na mulher e no homem, respectivamente).

▶ Clismafilia (excitação erótica estimulada pelo uso de enemas).

▶ Urofilia (prazer sexual ao urinar ou ser urinado).

- São também conhecidas pela denominação desvios ou perversões. São clandestinas em razão do repúdio social e são intensificadas pelo estresse.
- Deverá ser excluída a patologia quando um indivíduo praticar comportamento sexual atípico consensual pelo(a) parceiro(a).

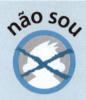

- NÃO É transtorno bipolar.

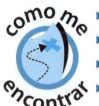

- Escala de Rastreamento de Dependência de Sexo.
- Static-99/Static-99r – *Sex Offender Risk* (avalia o risco de agressor sexual).
- *Sexual Compulsivity Scale SCS* – (escores altos, indicam compulsão sexual).
- *Compulsive Sexual Behavior Inventory* – CSBI-22 (avalia a capacidade de controlar o comportamento sexual e a experiência de violência sexual).

Alterações do Controle dos Impulsos Decorrentes de Dependência Química

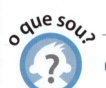

- Forte desejo ou compulsão para o consumo de determinada droga à qual a pessoa se encontra dependente.

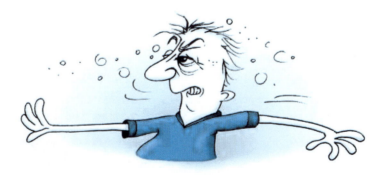

▶ Dependências químicas:

- álcool, particularmente a dipsomania (impulso periódico alternado à ingestão de grandes quantidades de bebidas alcoólicas em paroxismo violento e incontrolado) – prejuízos no controle inibitório, planejamento, atenção e funções executivas;

- opioides;

- canabinoides (prejuízos na atenção, controle inibitório e funções executivas);

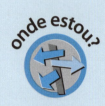

- sedativos, ansiolíticos, hipnóticos;

- cocaína e *crack* (prejuízos na atenção, controle inibitório, tomada de decisão, automonitoramento e na flexibilidade cognitiva);

- cafeína;

- anfetamina;

- tabaco;

- substâncias voláteis (solventes e inalantes);

- alucinógenos;

- esteroides anabolizantes;

- outras drogas de abuso (*ecstasy*, cetamina, nitratos etc.).

- NÃO É uso esporádico das referidas substâncias.

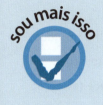

▶ Síndrome de dependência:
- quando o uso da droga alcança uma prioridade muito maior que outros comportamentos que antes tinham maior valor;
- forte desejo ou compulsão para o consumo;
- dificuldades em controlar o comportamento de consumir a droga em termos de seu início, término ou níveis de consumo;
- uso com a intenção de aliviar ou evitar sintomas de abstinência;
- evidência de tolerância (doses crescentes para alcançar mesmos efeitos);
- abandono progressivo de prazeres ou interesses alternativos em favor do uso da droga; aumento na quantidade de tempo necessária para obter ou tomar a substância ou para se recuperar de seus efeitos;
- persistência no uso da droga, a despeito de evidência clara de consequências nocivas e consciência de natureza e extensão do dano;
- as funções executivas (córtex pré-frontal) que envolvem volição, planejamento, ação intencional e desempenho efetivo são as mais afetadas pelo uso das drogas;
- impulsividade de busca de sensação: tendência a envolver-se em comportamentos de risco, por aumento na procura de emoções, de novas experiências e no comportamento desinibido; porém, com mais suscetibilidade ao tédio, para a obtenção de um resultado/reforço positivo, como prazer em curto prazo. Agem mais pelas sensações.

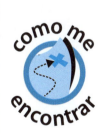

▶ Testes e escalas:
- *Addiction Severity Index* (McLellan *et al.*, 1992, traduzido por A. G. Andrade, M. L. O. S. Formigoni, A. C. P. Marques, S. Scivoletto, A. Toscano Junior, M. Ziberman);
- Escala de Seguimento de Alcoolistas (Andrade, 1991);
- Escala de Seguimento de Dependentes de Substâncias Psicoativas (Castel, 1997);
- Escala de Avaliação da Impulsividade – Formas A e B (Es Avl A-Es Avl B) (A. C. Ávila Batista; F. J. M. Rueda, 2013);
- ASSIST – *Alcohol, Smoking and Substance Involvement Screening Test* (avaliação de uso e dependência de álcool e outras drogas, apontando qual intervenção será mais adequada);
- AUDIT – *Alcohol Use Disorders Identification Test* (avaliação dos problemas relacionados com o uso e a dependência do álcool);
- CAGE (questionário) – as iniciais se referem ao tema da pergunta do instrumento, que remetem a: redução do uso, crítica alheia, sentimento de culpa e beber pela manhã (detecção de dependência de álcool).

VONTADE

Meu corpo é um jardim e minha vontade, seu jardineiro.
William Shakespeare (1564-1616), escritor inglês.

▶ É uma função mental complexa, integrada e ligada aos instintos, consciência, sensopercepção, emoções, sentimentos e razão, dotada de finalidade (modificação em nós mesmos e no ambiente).

▶ É constituída de quatro fases:

- eclosão ou nascimento – concorrência integrada dos instintos, impulsos, emoções, sentimentos, muitas vezes inconscientes para o próprio indivíduo;
- deliberação – escolha racional e analiticossintética (faço ou não faço?);
- decisão – fase principal, que marca o início da ação da vontade (execução ou inibição);
- execução – realização e finalização da vontade, por meio da motricidade, constituindo o chamado ato voluntário.

▶ A repetição frequente de um ato voluntário transforma os atos volitivos em atos automáticos.

Alterações da Vontade

Na vida há dois dramas. Um é não conseguir o que seu coração deseja. O outro é conseguir.
George Bernard Shaw, escritor irlandês.

Hipobulia/abulia

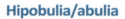

▶ Diminuição e/ou a total incapacidade do potencial volitivo, sobretudo na passagem do pensamento para a ação. Caracteriza-se por desânimo, indecisão, falta de iniciativa e perda do interesse pelo mundo.

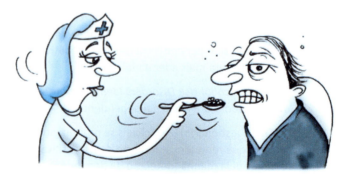

192

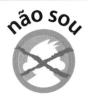

- Depressão grave.
- Psicoses orgânicas.
- Epilepsia.
- Esquizofrenia.
- Lesões cerebrais infecciosas ou tóxicas.
- Lesões cerebrais exógenas – encefalite infecciosa, intoxicação pelo monóxido de carbono.
- Abuso de drogas (particularmente no alcoolismo).
- Estados demenciais.
- Deficiência intelectual.
- Estados de fadiga.
- Consequência de trauma emocional intenso.

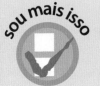

- NÃO É estado de meditação praticado pelos místicos.

- É chamada por alguns autores de estupor.
- Está diretamente associada à apatia (indiferença afetiva), à fadiga fácil e à dificuldade de decisão.
- Denominada alteração psicopatológica quantitativa.

Hiperbulia

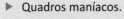

- Exacerbação do impulso volitivo, com baixo nível de fadiga.
- Utilização de um esforço voluntário desmedido, exagerado ou socialmente inadequado para realizar uma atividade qualquer e, por muitas vezes, improdutiva.

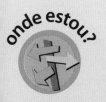

- Quadros maníacos.
- Intoxicação aguda ou crônica por anfetaminas ou outros psicoestimulantes (dependência de álcool e outras drogas).
- Demência adquirida.
- Em crianças, o desenvolvimento de uma hiperbulia está geralmente associado às consequências da Distrofia Muscular Miotônica – DMM ou Doença de *Steinert*.
- Epilepsia.

193

▶ NÃO É força de vontade, persistência ou tenacidade.

Negativismo

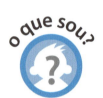

▶ Oposição do indivíduo às solicitações do ambiente (do examinador), nas tentativas de movimentar partes do corpo do paciente, e a resistência oferecida é exatamente semelhante à força aplicada.

▶ Existem duas formas:
   • negativismo passivo – no qual ele simplesmente se abstém de colaborar;
   • negativismo ativo – tende a fazer o contrário do que se espera ou se deseja dele.

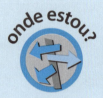

▶ Esquizofrenia (principalmente catatônica).
▶ Depressão grave.
▶ Transtornos de personalidade.

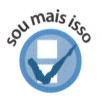

▶ Entre as manifestações do negativismo encontra-se o mutismo e a sitiofobia (recusa sistemática de alimentos).

Obediência Automática

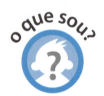

▶ O paciente obedece ordens imediatas (cooperação exagerada) sem nenhuma manifestação de sua vontade, comportando-se como um autômato.

▶ Existem duas formas:
   • Participativo – o corpo do paciente pode ser colocado em qualquer postura, mesmo que receba instruções para resistir;
   • Deixar-se levar – forma extrema de obediência automática, em que o examinador é capaz de mover o corpo do paciente com o menor toque, mas esta parte do corpo retorna imediatamente à posição original.

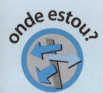
- Esquizofrenia catatônica.
- Quadros psicorgânicos.

- Quando o paciente responde sob a forma de eco, os autores denominam fenômenos em eco ou sugestibilidade volitiva.

Automatismo

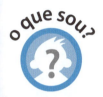
- Atitudes e movimentos realizados sem nexo, estereotipados e repetitivos (movimento dos lábios, de língua e deglutição, abotoar/desabotoar a roupa, andar a esmo etc.), com alteração do nível de consciência.

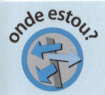
- Esquizofrenia.
- Transe histérico.

Apragmatismo

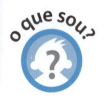
- Capacidade prejudicada de realizar atividades volitivas e afetivas, estando comumente associado a hipobulia, apatia e desorganização psíquica geral, não havendo incapacidade neuropsicológica para realizar os atos motores mais complexos.

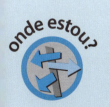
- Psicoses crônicas.
- Estados depressivos.
- Quadros catatônicos.
- Estados de esgotamento.
- Síndrome de fadiga.

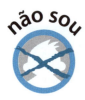
▶ NÃO É apraxia.

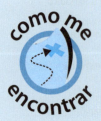
▶ Ao exame:
- investigar durante a entrevista os aspectos das funções mentais do paciente, já que as alterações da vontade podem aparecer paralelamente ou em consequência de alterações na consciência, sensopercepção, emoção etc.;
- algumas alterações da vontade podem ser avaliadas nos testes e escalas para depressão.

Hipopragmatismo

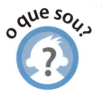
▶ Diminuição ou incapacidade de realizar atividades volitivas e psicomotoras minimamente complexas (cuidar da higiene pessoal, participar de trabalhos domésticos ou envolver-se em qualquer tipo de atividade produtiva para si ou para seu ambiente).

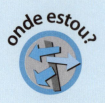
▶ Certos comprometimentos neurológicos.

INSTINTO – IMPULSO – VONTADE

	ALTERAÇÕES	POSSIBILIDADES DIAGNÓSTICAS
INSTINTO	Alimentares	Anorexia nervosa – Bulimia – Hiperfagia – Malácia ou pica – Coprofagia – Mericismo – Alguns transtornos psiquiátricos – Personalidades *borderline*, Demências – Bulimia Multi-impulsiva e Transtorno Compulsivo Alimentar Periódico
	Sono	Dissonias – Insônia – Hipersonia – Transtorno do ciclo sono-vigília – Parassonias – Sonambulismo – Terror noturno – Pesadelo – Narcolepsia
	Resposta sexual	Falta ou perda do desejo – Aversão sexual – Falha da resposta genital – Disfunção orgásmica – Ejaculação precoce – Vaginismo – Dispareunia
	Identidade sexual	Transexualismo – Travestismo de duplo papel
	Excreção	Enurese – Encoprese
IMPULSO	Alteração dos impulsos de agressividade atenuada	Cleptomania – Piromania – Tricotilomania – Jogo patológico – TOC, Compulsão por Compras – Transtorno Dismorfico Corporal e Traumatismo Cranioencefálico
	Alteração do controle dos impulsos agressivos	Psicoses (esquizofrenia e mania) alguns casos – Impulso explosivo de intoxicação por psicotrópicos, transtorno intermitente de personalidade (explosiva, *borderline*, sociopática) – Deficiência intelectual – Epilepsia – Estados demenciais senis e pré-senis – Impulso e ato – Personalidade psicopática – Depressão suicida maior – Dependência ao álcool – Distimias – Esquizofrenia, Drogas – Piromania e episódios maníacos
	Alteração do controle dos impulsos sexuais	Fetichismo – Travestismo – Exibicionismo – Voyeurismo Pedofilia – Zoofilia – Necrofilia – Parafilias – Coprofilia Sadomasoquismo – Ninfomania – Satiríase
	Alteração do controle dos impulsos de dependência química	Depêndencias químicas: álcool (dipsomania) – Opiodes – Canabinoides, sedativos, ansiolíticos, hipnóticos – Cocaína – Cafeína – Anfetamina – Alucinógenos – Tabaco – Substâncias voláteis, *crack* – Esteroides anabolizantes e outras drogas
VONTADE	Hipobulia/abulia	Depressão grave – Psicoses orgânicas – Lesões cerebrais infecciosas ou tóxicas, lesões cerebrais exógenas – Abuso de drogas, estados de fadiga – Trauma emocional intenso – Estados demenciais e retardo mental
	Hiperbulia	Estados de agitação em geral – Quadros maníacos – Intoxicação aguda ou crônica por anfetaminas e outros psicoestimulantes nas formas expansivas de demência senil e de paralisia geral progressiva, demência adquirida e distrofia muscular miotônica (em crianças)
	Negativismo	Esquizofrenia (principalmente catatônica) – Depressão grave – Transtornos de personalidade
	Obediência automática	Esquizofrenia catatônica – Quadros psicorgânicos
	Automatismo	Esquizofrenia – Transes histéricos
	Apragmatismo	Síndrome de fadiga – Estados depressivos – Estados de esgotamento – Quadros catatônicos – Psicoses crônicas
	Hipopragmatismo	Certos comprometimentos neurológicos

CAPÍTULO 11

Psicomotricidade e suas Alterações

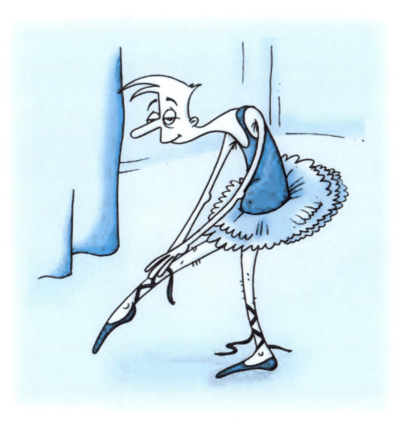

Inspirado na obra: *Bailarina*, de Edgar Degas

PSICOMOTRICIDADE

PSICOMOTRICIDADE

Seu corpo fala o que pensa.
Stanley Kelerman, psicoterapeuta americano.

▶ É a execução de movimentos (voluntários e involuntários) organizados e integrados. Constituem uma síntese psíquica e motora, que permite a adaptação do indivíduo ao seu meio.

▶ Encontra-se diretamente relacionada com a etapa final do ato volitivo: execução.

▶ Para a teoria psicanalítica da psicomotricidade, o corpo não é apenas o organismo, é também linguagem e, por isso, por meio da motricidade e dos gestos é possível realizar uma leitura simbólica do dizer corporal do indivíduo.

▶ Henry Wallon (1879-1962) foi o pioneiro no estudo da psicomotricidade; forneceu observações definitivas acerca do desenvolvimento neurológico do recém-nascido e da evolução psicomotora da criança. Dizia que "o movimento é a única expressão e o primeiro instrumento do psiquismo". O movimento (ação), pensamento e linguagem são unidades inseparáveis. O movimento é o pensamento em ato, e o pensamento é o movimento sem ato.

▶ Em 1935, impulsionado pelas obras de Wallon, Edouard Guilman (1901-1983) inicia a prática psicomotora que estabelece, por meio de diferentes técnicas provenientes da neuropsiquiatria infantil, a reeducação psicomotora, que são exercícios para reeducar a atividade tônica, a atividade de relação e o controle motor.

▶ Piaget (1896-1980) foi um dos autores que mais estudou as inter-relações entre a psicomotricidade e a percepção, por meio de ampla experimentação.

▶ As contribuições de Ajuriaguerra, por volta de 1960, somadas às de Wallon e Piaget, influenciaram o curso de pensamentos de outros autores como R. Diatkine, J. Buges, Jolivet, S. Leboaci, permitindo-lhes redefinir os objetos da psicomotricidade, dando ênfase especial à relação, às emoções e ao movimento. Essas redefinições também sofreram influência de conceitos psicanalíticos relativos ao campo de afetividade, destacando-se psicanalistas como S. Freud, M. Klein, J. Lacan, W. Reich, P. Schilder, F. Dolto, Samí Alí, D. Winnicott, Manoni, entre outros.

Meu corpo não é meu corpo
É ilusão de outro ser
Sabe a arte de esconder-me
E é de tal modo sagaz
Que a mim de mim ele oculta.
Carlos Drummond de Andrade (1902-1987), poeta.

ALTERAÇÕES DA PSICOMOTRICIDADE

O propósito do corpo é levar o cérebro para passear.
Thomas Edison (1847-1931), inventor americano.

Agitação Psicomotora

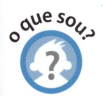

▶ Elevada excitação e multiplicidade de movimentos corporais, em que o indivíduo fala, gesticula, bate com as mãos ou os pés de maneira desordenada, corre, grita, destrói objetos etc. Os movimentos expressam uma tensão interna e uma grande inquietação emocional.

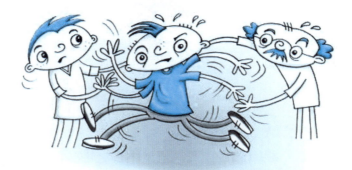

- ▶ Quadros maníacos.
- ▶ Quadros tóxicos.
- ▶ Quadros paranoides agudos.
- ▶ Quadros conversivos.
- ▶ Quadros ansiosos.
- ▶ Esquizofrenia aguda.
- ▶ Deficiência intelectual e distúrbios de hiperatividade.
- ▶ Síndromes demenciais.
- ▶ Grande estresse ou tensão emocional.
- ▶ Transtornos de personalidade da conduta.
- ▶ Hipertireoidismo.
- ▶ Traumas cranioencefálicos.
- ▶ Encefalopatias metabólicas.

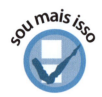
▶ Também denominada hipercinesia ou hiperpraxia por alguns autores.

Inibição Psicomotora

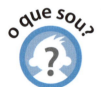
▶ Diminuição e/ou lentidão acentuada de número, amplitude e energia dos movimentos voluntários.

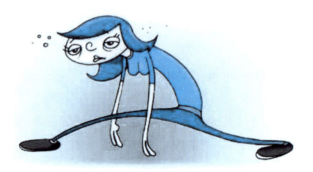

▶ Depressão grave.
▶ Esquizofrenia catatônica.
▶ Algumas demências.
▶ Transtornos orgânicos.
▶ Fobia social.
▶ Transtorno cognitivo leve.
▶ Alteração de personalidade ou de conduta.

▶ NÃO É paralisia
▶ NÃO É déficit motor primário.

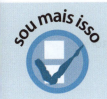
▶ Também denominada bradipraxia e hipopraxia por alguns autores.

Acinesia

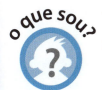
▶ Desaparecimento dos movimentos corporais involuntários e voluntários, entre eles a fala (mutismo), a mímica, os gestos e a marcha.

▶ Esquizofrenia catatônica.
▶ Depressão grave.
▶ Estados avançados de vários tipos de demências.
▶ Deficiência intelectual.
▶ Síndrome de Cotard.
▶ Transtornos neurológicos – Parkinson e encefalite letárgica.

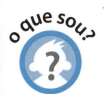
▶ Denominada também hipocinesia.
▶ Apresenta um nível de consciência preservado.
▶ O indivíduo acinético não apresenta reação ao ambiente e caso não receba cuidados, pode ir a óbito.

Apraxia

▶ Capacidade prejudicada de realizar atividades e atos motores, tais como: utilizar objetos de forma adequada, montar quebra-cabeças, vestir-se ou iniciar o movimento de marcha espontânea, apesar de a função motora estar intacta.

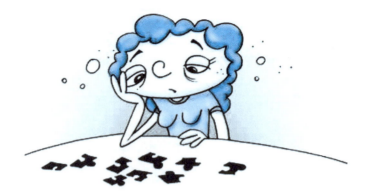

▸ Nas diversas lesões cerebrais relacionadas com lesões corticais, envolvendo doenças vasculares cerebrais, processos demenciais e neoplasias.

▸ NÃO É paralisia.
▸ NÃO É paresia.
▸ NÃO É ataxia.

Psicomotricidade Predominantemente Esquizofrênica

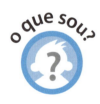

▸ Acentuada perturbação psicomotora, particularmente na esquizofrenia catatônica. Divide-se em:

- flexibilidade cérea – conservação de uma mesma posição (inclusive uma extrema flexibilidade e plasticidade da musculatura);
- catalepsia – manutenção prolongada da atitude motora, ocorre por causa da hipertonia do tônus postural;
- cataplexia – perda súbita do controle motor;
- maneirismo – são gestos artificiais, afetados e repetitivos. É uma alteração do comportamento expressivo: mímica, gestos, linguagem, com o uso de preciosismo verbal, floreados estilísticos etc. Pode também ser encontrado nas formas graves de conversão e na deficiência intelectual;
- estereotipia motora – são movimentos voluntários, repetitivos, estereotipados, não funcionais (com frequência rítmica). Os movimentos podem ser:

– **autoagressivos**: golpear a cabeça, dar tapa no rosto, enfiar o dedo nos olhos etc.;

– **não autoagressivos**: balançar o corpo, balançar a cabeça, alisar o cabelo, fazer o sinal da cruz, abençoar outros, fazer gestos profanos;

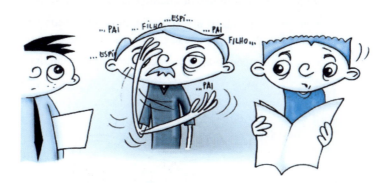

- **ecopraxia** – imitação de um comportamento sem propósito, gestos, atitudes etc.;

- **discinesia** – são movimentos musculares involuntários e repetitivos anormais, tais como: torcer os dedos, torcer o tronco, respirar emitindo grunhidos etc.;

- **marcha bizarra** – marcha com maneirismo e estereotipias motoras variadas.

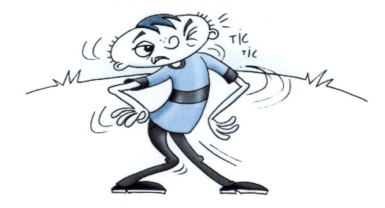

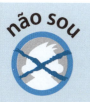

▶ **NÃO É** estupor letárgico, histérico ou maníaco.

▶ **NÃO É** sintoma catatônico em doenças cerebrais, distúrbios metabólicos, intoxicação por álcool e drogas, depressão.

Psicomotricidade Conversiva

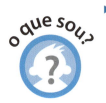

▶ Manifestações motoras que sugerem um transtorno físico resultante de conflito psíquico e fatores estressores, de natureza emocional inconsciente e transitória. Ocorre predominantemente nas conversões histéricas. Podem ser:

- distúrbios de marcha – aparecimento abrupto de sintomas físicos (paralisias, anestesias, parestesias, cegueira etc.), de origem psicogênica;
- ataxia – incapacidade de coordenação dos movimentos musculares voluntários;

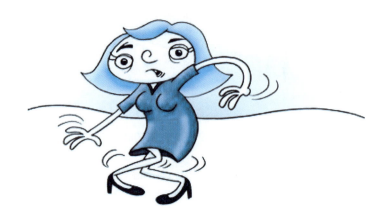

- espasticidade – estado de rigidez muscular;
- balanceio – movimento rítmico de embalar o próprio corpo. Pode também ser encontrado em retardos mentais graves e em autistas pronunciados;
- astasia-abasia – marcha atáxica e vacilante, com incapacidade de ficar em pé sem apoio;
- opistótono – contração do músculo espinal, levando a uma postura encurvada;
- blefarospasmo – movimento de contração repetitivo e violento das pálpebras;
- convulsões de conversão – são manifestações motoras com estreitamento da consciência, de natureza emocional e transitória. Frequentes também em crianças que seguram a respiração em momentos de raiva, chegando a desmaiar;
- ao exame das pupilas, podemos diferenciar da convulsão epiléptica.

▶ Outras alterações motoras conversivas:
- paralisia;
- hemiplegia;
- desmaios e quedas;
- torcicolo.

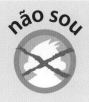

▶ NÃO É epilepsia que, na crise, apresenta midríase.

Psicomotricidade Neurológica

▶ É decorrente de lesões cerebrais específicas, do uso de medicações antipsicóticas e de doenças neurológicas.

▶ Lesões cerebrais – apresentam diferentes perturbações neurológicas da marcha, tais como:

- marcha atáxica – andar inseguro de difícil coordenação pelo comprometimento proprioceptivo encontrado nas lesões de estrutura proprioceptiva, cerebelares, vestibulares e nas polineuropatias;
- marcha espástica – marcha na qual um dos membros faz um semicírculo arrastando os pés, encontrada nos paraplégicos;
- marcha em bloco – marcha lenta de passos curtos, encontrada nas lesões extrapiramidais.

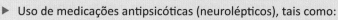

▶ Uso de medicações antipsicóticas (neurolépticos), tais como:

- parkinsonismo – diminuição dos impulsos, lentidão da marcha, rigidez corporal (semelhante a um robô), tremor, sialorreia, faces inexpressivas, sinal da roda denteada;
- discinesia tardia – composta de espasmos peribucais e protrusão involuntária da língua e é de difícil reversibilidade. Ocorre com o uso de neurolépticos por pelo menos 3 meses;
- acatisia – inquietação muscular com incapacidade para sentar-se, ou balanço com apoio alternado nos pés, enquanto está de pé;
- síndrome do coelho – são movimentos rápidos de mascar;
- síndrome neuroléptica maligna – uma complicação geralmente fatal pelo uso de neurolépticos. Apresenta rigidez muscular, febre, diaforese, *delirium* e alteração na pressão sanguínea.

▶ Doenças neurológicas – são movimentos involuntários, de pequena ou grande amplitude, oscilantes e repetitivos, que se apresentam em estado de repouso ou com movimento, tais como:

- tremores – atos involuntários provocados por impulsos neurológicos;
- distonias – contrações musculares fortes, porém lentas;
- mioclonias – contrações abruptas involuntárias;
- movimentos coreicos – movimentos desordenados dos membros, face e língua;
- movimentos atetóticos – movimentos lentos e ondulantes;
- espasmos – contratura muscular de uma região do corpo;
- balismo – movimentos amplos, ritmados e repentinos.

▶ Também estão presentes nos quadros de ansiedade, quadros de fadiga, doença de Parkinson, doença cerebelar, hipertireoidismo, quadros tóxicos (usuários de lítio e antidepressivos estimulantes), cafeinismo e crises de abstinência de drogas e álcool.

Tiques

▶ São vocalizações ou movimentos involuntários, súbitos, rápidos, recorrentes, rítmicos e estereotipados, que variam quanto a localização, frequência e vigor. Tendem a surgir paroxismos. Suas características são a inoportunidade e a manifestação intempestiva. Considerados por alguns autores como a expressão motora de um conflito psíquico.

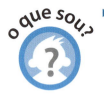

▶ Os tiques podem ser:

- motores simples – piscar os olhos, fazer caretas, encolher os ombros, tossir etc.;
- motores complexos – botar a língua para fora, movimentos de arremesso, comportamento de arrumar-se, mexer no cabelo, cutucar os olhos, arrancar cascas de feridas etc.;
- vocais simples – pigarrear, fungar, cuspir, estalar a língua, assobiar etc.;
- vocais complexos – sentenças completas em que se podem incluir palilalia, ecolalia, coprolalia e anormalidades de fala.

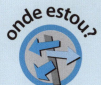

- Síndrome de Gilles de la Tourette.
- Quadros ansiosos.
- Deficiência intelectual.
- Quadros neuróticos.

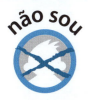

- NÃO É efeito fisiológico direto de uma substância estimulante.
- NÃO É condição médica geral – doença de Huntington ou encefalite pós-viral.

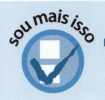

- Segundo Chapman (1984) aparece com mais frequência entre os 4 e os 10 anos de idade.

- Ao exame:
  - observação minuciosa dos movimentos, gesticulações, marcha e postura do paciente durante a entrevista;
  - quando observada ou relatada alguma alteração psicomotora, realizar anamnese com o objetivo de verificar possíveis causas orgânicas ou emocionais, seu início e evolução.

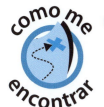

- Testes e escalas:
  - teste padronizado de coordenação motora fina e grosseira;
  - teste visuomotor de Bender;
  - teste de desenvolvimento motor de Bruininks-Oseretsky;
  - bateria de testes de habilidades dos movimentos de Frostig;
  - escala de avaliação de efeitos extrapiramidais (Simpson e Angus, 1970);
  - escala de avaliação de acatisia (Barnes, 1989);
  - escala de movimentos involuntários anormais (Guy, 1976);
  - escala UKU de efeitos colaterais (Lingjaerde *et al.*, 1987).

PSICOMOTRICIDADE	
ALTERAÇÕES	**POSSIBILIDADES DIAGNÓSTICAS**
Agitação psicomotora	• Quadros maníacos • Quadros tóxicos • Quadros paranoides agudos • Quadros conversivos • Quadros ansiosos • Esquizofrenia aguda • Deficiência intelectual • Síndromes demenciais • Grande estresse ou tensão emocional • Transtorno de personalidade de conduta • Hipertireoidismo
Inibição psicomotora	• Depressão grave • Esquizofrenia catatônica • Algumas demências • Transtornos orgânicos • Fobia social • Transtorno cognitivo leve • Alteração de personalidade ou de conduta • Hipotireoidismo
Acinesia	• Esquizofrenia catatônica • Depressão grave • Transtornos neuróticos (dissociativos e conversivos) • Estados avançados de vários tipos de demência • Deficiência intelectual • Síndrome de Cotard
Apraxia	• Nas diversas lesões cerebrais
Psicomotricidade Esquizofrênica	• Particularmente na esquizofrenia catatônica
Psicomotricidade Conversiva	• Predominantemente nas conversões histéricas
Psicomotricidade Neurológica	• Lesões cerebrais • Uso de medicações antipsicóticas (neurolépticos) • Doenças neurológicas
Tiques	• Síndrome de Gilles de la Tourette • Quadros ansiosos • Deficiência intelectual • Quadros neuróticos

CAPÍTULO 12

Inteligência e suas Alterações

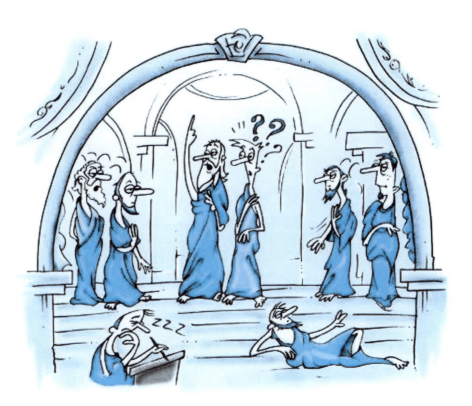

Inspirado na obra: *Escola de Atenas*, de Rafael

INTELIGÊNCIA

INTELIGÊNCIA

Muito estudar não basta para nos ensinar a compreender.

Heráclito de Éfeso (576-480), filósofo grego.

▶ A inteligência é o conjunto de habilidades cognitivas utilizadas para adaptação às tarefas fundamentais do dia a dia.

▶ Refere-se à realização das atividades cotidianas, abrangendo a capacidade de pensamento racional com ações de modo intencional para a resolução de problemas e domínio social.

▶ A inteligência é um constructo e está diretamente relacionada com o agrupamento dos diversos fenômenos psíquicos; estes não provocam prejuízos intelectuais quando comprometidos isoladamente. São eles:

- raciocínio;

- planejamento;

- pensamento;

- memória;

- linguagem;

- percepção de si mesmo;

- capacidade para aprendizagem;

- integração dos aspectos sensoriais.

▶ Os diversos aspectos do funcionamento da inteligência são construídos em épocas diferentes do desenvolvimento e podem variar muito para cada indivíduo.

▶ Determinadas fases do desenvolvimento da criança são importantes para a aquisição de habilidades específicas; caso não ocorra ao final de certo período, pode não ser possível a obtenção da habilidade posteriormente.

▶ As variações no funcionamento da inteligência dependem da capacidade de manipular as informações e identificar as relações entre dados de qualquer natureza; os dados podem ser relativos ao mundo externo ou conteúdos abstratos restritos ao mundo subjetivo. Essas relações podem ser de quaisquer tipos:

- identidade;

- aproximação;

- semelhança;

- disparidade;

- diferença;

- exclusão.

▶ Além da capacidade de reprodução dos dados, o que mais caracteriza a inteligência é a sua capacidade de permitir que novos conteúdos sejam construídos a partir de duas atividades:

- criatividade – processo do psiquismo que possibilita a utilização consciente de recursos novos para resolução de situações do cotidiano;

- intuição – conhecimento baseado em fatos que pertencem à experiência do inconsciente e que surge de forma espontânea e instantânea à mente. Não pode ser comandada nem controlada.

Quanto mais se racionaliza, menos se cria.
Raymond Chandler (1888-1959), escritor americano.

▶ Jaspers considera alguns pré-requisitos para expressão da inteligência. São eles:

- pré-condições da inteligência: atividade sensorial, memória, habilidade motora, habilidade verbal;

- condições promotoras da inteligência: atenção, vivacidade dos processos instintivos e afetivos, e unificação da vontade.

▶ Os níveis de inteligência não dependem unicamente da posse de meios ideativos, mas também da capacidade de aplicá-los. "A escassez de conhecimentos é, em geral, sinal de debilidade mental, mas a abundância deles não constitui, necessariamente, sinal de inteligência" (Jaspers).

▶ Pesquisas sugerem que o desenvolvimento intelectivo adequado depende da integração eficaz dos fatores genéticos e ambientais. Nenhum dos fatores isolados seria capaz de determinar o sucesso do desenvolvimento da inteligência.

▶ Piaget, famoso pesquisador da psicologia genética, distinguiu quatro estágios no desenvolvimento das funções cognitivas, as quais atingem seu ponto máximo na adolescência (aos 12 anos). Considera que as estruturas construídas em cada estágio tornam-se parte integrante e os pilares das estruturas do estágio seguinte. São eles:

- sensoriomotor (0 a 2 anos) – aprendem por meio dos sentidos e da atividade motora;

- pré-operatório (2 a 7 anos) – domínio dos símbolos, linguagem, sentimentos interpessoais e relações sociais;

- operatório – concreto (7 a 12 anos) – desenvolvimento do pensamento lógico denominado operações concretas.

- operatório formal (12 anos em diante) – domínio das relações complexas, sistemas lógico e abstratos.

A infância é o tempo de maior criatividade na vida de um ser humano.

Jean Piaget (1896-1980), pedagogo suíço.

▶ Por se tratar de uma entidade multifatorial, autores atuais propõem novos modelos estruturais para a conceituação teórica da inteligência. Entre eles:

- Cattell (1971) – divide a inteligência em dois subfatores, o primeiro relacionado com o raciocínio abstrato e o segundo, com o conhecimento adquirido, definindo-os como:

  - inteligência fluida: capacidade para raciocinar em situações novas ou inesperadas, sendo manifestada na reorganização, transformação e generalização da informação. As deficiências neste fator se caracterizam pela dificuldade em generalizar regras, formar conceitos e observar implicações. Determinada pelos aspectos biológicos (genéticos);

  - inteligência cristalizada: representa a profundidade e a quantidade de experiência e conhecimentos adquiridos, disponíveis na memória de longo prazo. Inclui a compreensão da comunicação e tipos de raciocínio com base em processos previamente aprendidos e a capacidade de solucionar problemas cotidianos. As deficiências nesse fator se caracterizam pela carência de informações, de habilidades linguísticas e dificuldade de processar conhecimentos;

  - Inteligência social: habilidades de compreender e reagir adequadamente aos eventos constituídos por seu ambiente social, ou seja, estabelecer conexões estreitas com o mundo social e cultural em que vive.

- Horward Gardner (2011) – teoria das múltiplas: defende a existência de oito modalidades de inteligência que são encontradas em todos os indivíduos; porém, em diferentes níveis. Algumas habilidades podem se desenvolver mais que outras. São elas:

  - inteligência linguística;

  - inteligência lógico-matemática;

  - inteligência espacial;

  - inteligência musical;

  - inteligência corporal;

  - inteligência interpessoal/inteligência social;

  - inteligência intrapessoal;

  - inteligência naturalística;

- Daniel Goleman (2011) – inteligência emocional – conjunto de habilidades relacionadas com o processamento de informações emocionais. A seguir, destaca-se cinco áreas de habilidade emocional diretamente relacionadas com o funcionamento intelectivo:

- autoconsciência;
- lidar com emoções;
- motivar-se;
- reconhecer emoções nos outros;
- lidar com relacionamentos.

▶ O critério psicométrico da inteligência passou a ser aplicado por Binet e Simon (1905) com a introdução do conceito de idade mental (IM), que representa o nível de realização característico em crianças de cada nível etário.

▶ W. Stern (1912) substitui a noção de IM pela conceituação do quociente intelectual (QI), que se obtém calculando a relação existente entre a idade mental e a idade cronológica. Por meio deste índice é possível fazer a comparação de desempenho com pessoas da mesma idade.

▶ O QI é a medida padronizada, obtida por meio de testes, que expressa a capacidade intelectual de um indivíduo, e não necessariamente do potencial do funcionamento em médio e longo prazos. A tabela abaixo mostra a distribuição da classificação da inteligência pela faixa de QI, de acordo com o DSM V:

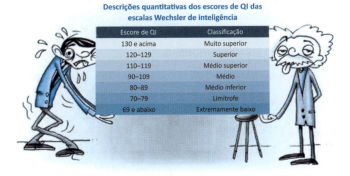

Descrições quantitativas dos escores de QI das escalas Wechsler de inteligência

Escore de QI	Classificação
130 e acima	Muito superior
120–129	Superior
110–119	Médio superior
90–109	Médio
80–89	Médio inferior
70–79	Limítrofe
69 e abaixo	Extremamente baixo

▶ O Quociente de Inteligência (QI), é medido por teste de inteligência. Eles se tornaram mais eficazes, com abordagem ecológica, constituindo a inteligência como um constructo multidimensional, que pode se expressar sob várias formas. Sendo assim, é a medida que engloba uma variedade de habilidades e capacidades composta de elementos distintos.

▶ Salles (1982) – médico psiquiatra, apoiado nos estudos de Carl Schneider e após 21 anos de observação, fundamentou e concluiu que cerca de 30% das pessoas ao nascer sofriam de hipoxemia cerebral (diminuição do oxigênio no sangue cerebral), trazendo como consequência uma lesão mínima responsável pelo resultado, que Salles chamou de superdotação.

▶ Salles considerava que os superdotados intelectuais por hipoxemia cerebral usavam concomitantemente os dois hemisférios cerebrais para as funções intelectivas e volitivas e, por consequência, tornavam-se duplamente capacitados em relação a outras pessoas.

▶ Superdotação ou altas habilidades é a capacidade intelectual superior, com competência acadêmica específica, pensamento criativo e elevados níveis de comprometimento com atividades isoladas ou combinadas. É influenciada pelo contexto histórico e cultural e, por isso, pode variar de cultura para cultura em função do momento histórico e social.

▶ Entendida como um fenômeno multidimensional, agrega todas as características de desenvolvimento do indivíduo, abrangendo tanto aspectos cognitivos quanto características afetivas, neuropsicomotoras e de personalidade.

▶ As características intelectuais do superdotado vão além dos aspectos relacionados com a inteligência.

▶ Pode NÃO ser identificada em testes de QI, pois estes avaliam alguns aspectos da cognição e habilidades mentais humanas, e não abrangem a capacidade mental global.

▶ Identifica-se um superdotado por meio de seu histórico, sua habilidade, avaliação dos pais e professores.

▶ Algumas características dos superdotados:

- preferência por novos arranjos visuais;

- desenvolvimento físico precoce (sentar, engatinhar e caminhar);

- alto grau de curiosidade;

- boa memória;

- atenção concentrada;

- persistência;

- independência e autonomia;

- interesse por áreas e tópicos diversos;

- facilidade de aprendizagem;

- criatividade e imaginação;

- bom humor;

- iniciativa;

- liderança;

- vocabulário avançado para sua idade cronológica;

- elaboração e fluência de ideias;

- habilidade para considerar pontos de vista de outras pessoas;

- facilidade para interagir com crianças mais velhas ou adultos;

- habilidade para o abstrato;

- alto nível de energia;

- interesse por livros e outras fontes de conhecimento;

- dificuldade de relacionamento com colegas de mesma idade que não compartilham o mesmo interesse;

- perfeccionismo;

- vulnerabilidade à crítica dos outros e de si mesmo;

- problemas de conduta (indisciplina), sobretudo durante a realização de tarefas pouco desafiadoras;

- grande empatia em relação ao outro como resultado de sua sensibilidade exacerbada;

- tédio em relação às atividades curriculares regulares;

- tendência a questionar regras;

- excesso de competitividade;

- intensidade de emoções;

- ansiedade;

- persistência;

- autoconsciência elevada.

ALTERAÇÕES QUANTITATIVAS DA INTELIGÊNCIA

Deficiência Intelectual

▶ É o transtorno do neurodesenvolvimento que engloba condições de desenvolvimento comportamental e cognitivo, com limitações nas habilidades mentais que surgem durante o período de desenvolvimento da infância, com déficits significativos nas áreas intelectuais, sociais e motoras.

▶ A interrupção ocorre em algum ponto da evolução antes do surgimento da abstração, ou seja, no período compreendido desde a tenra idade (pré-natal, perinatal e pós-natal) até a puberdade.

▶ Um dos principais critérios para diagnóstico de deficiência intelectual é o indivíduo apresentar um QI com escore inferior a 70 para testes padronizados de inteligência.

▶ Só deve ser diagnosticado como tal, se o comprometimento das capacidades se manifestar antes dos 18 anos de idade.

▶ O comprometimento da atividade intelectual leva à incapacidade para preencher os padrões da própria faixa etária, provocando prejuízos no funcionamento adaptativo. Resultam disso:

- dificuldades para fazer planos e julgamentos;
- dificuldades para lidar com as exigências do meio;
- dificuldades para cuidar de si mesmo;
- apresentam dependência social.

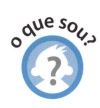

▶ deficiência intelectual pode ter sua origem em diferentes fatores:

- genéticos;
- físicos – problemas durante a gravidez, doenças, traumatismo cerebral sofrido antes, durante ou imediatamente após o parto;
- psicossociais – ambiente empobrecido em termos de estimulação e nutrição.

▶ Sua prevalência é estimada em 1 a 3% da população geral, com proporção de um indivíduo do sexo feminino para 1,5 do sexo masculino.

▶ Apresenta menor expectativa de vida.

▶ O diagnóstico de deficiência intelectual deve ser feito independentemente do indivíduo possuir outro transtorno, tanto físico como psíquico.

▶ As classificações sobre as disfuncionalidades de um indivíduo consistem em quatro níveis de gravidade. Esses níveis são definidos com base no funcionamento adaptativo, e não somente em escores de QI, uma vez que é o funcionamento adaptativo que determina o nível de apoio necesssário. Veja tabela a seguir:

Níveis de gravidade e faixa de QI para deficiência intelectual (DI)				
Nível de gravidade	Faixa de QI % aproximada de indivíduos	Domínio conceitual	Domínio social	Domínio prático
Leve	• QI de 50 a 69 • 80% de todos os indivíduos com algum grau de DI	• Em pré-escolares não há diferenças óbvias; • Em crianças e adultos já existem dificuldades de aprendizagem e nas funções cognitivas, sendo necessário auxílio durante a execução	• Imaturidade nas relações sociais • Comunicação por recursos mais concretos • Dificuldade de regulação da emoção e do comportamento • Baixa compreensão de riscos	• Satisfatório cuidado pessoal • Apoios para tarefas mais complexas • Habilidades recreativas podem ser semelhantes a seus pares, mas precisam de apoio para garantia do bem-estar
Moderada	• QI de 35 a 49 • 10 a 15% do total da população com DI	• Durante o desenvolvimento ficam atrás de seus pares • Assistência contínua diária é necessária para a realização de tarefas conceituais cotidianas	• O indivíduo mostra diferenças marcadas em relação aos pares no comportamento social e na comunicação durante o desenvolvimento • O julgamento social e a capacidade de tomar decisões são limitados	• O indivíduo é capaz de dar conta das necessidades pessoais, como alimentar-se, vestir-se e cuidar de sua higiene como um adulto • Ainda que haja necessidade de período prolongado de ensino para que se tornem o mais independentes possível
Grave	• QI de 20 a 34 • 3 a 4% do total da população com DI	• Alcance limitado de habilidades conceituais • Pouca compreensão da linguagem escrita ou de conceitos numéricos • Grande necessidade de apoio para solução de problemas	• Relações familiares são fonte de prazer e ajuda • Linguagem falada é bastante limitada em termos de vocabulário e gramática • Expressões e palavras isoladas • Foco no aqui e agora • A linguagem é usada para comunicação social mais do que para explicações	• Necessidade de apoio e supervisão em todas as atividades cotidianas • Não toma decisões responsáveis quanto ao seu bem-estar • A aquisição de habilidades em todos os domínios envolve ensino prolongado e apoio contínuo • Comportamento mal-adaptativo

(*Continua*)

Níveis de gravidade e faixa de QI para deficiência intelectual (DI) (*cont.*)				
Nível de gravidade	Faixa de QI % aproximada de indivíduos	Domínio conceitual	Domínio social	Domínio prático
Profunda	• Abaixo de 20 • 1 a 2% do total da população com DI	• Envolvem mais o mundo físico que processos simbólicos; • Interferência de prejuízos motores ou sensoriais	• Compreensão muito limitada da comunicação na fala ou nos gestos; • Ampla expressão de necessidades próprias por comunicação não verbal; • Interação com membros bem conhecidos da família ou cuidadores; • Interferência de prejuízos motores ou sensoriais	• Dependência total para cuidado físico diário, saúde e segurança, ainda que possa conseguir participar de algumas dessas atividades; • Atividades recreativas com apoio e supervisão de profissionais; • Interferência de prejuízos motores ou sensoriais

onde estou?

▶ Síndrome de Down (mongolismo).

▶ Síndrome do X-frágil.

▶ Doença de Niemann-Pick.

▶ Doença Tay-Sachs.

▶ Doença de Gaucher de tipo I.

▶ Fenilcetonúria.

▶ Síndrome do miado de gato.

▶ Síndrome de Edwards.

▶ Síndrome de Turner.

▶ Síndrome de Klinefelter.

▶ Outros.

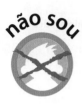

- ▶ NÃO É transtorno convulsivo.
- ▶ NÃO É transtorno de aprendizagem de uma área específica.
- ▶ NÃO É transtorno invasivo do desenvolvimento.
- ▶ NÃO É autismo infantil.
- ▶ NÃO É esquizofrenia com início na infância.
- ▶ NÃO É demência.

- ▶ Comorbidades:
  - hiperatividade;
  - baixa tolerância à frustração;
  - agressão;
  - instabilidade afetiva;
  - comportamentos motores estereotipados e repetitivos;
  - comportamentos autodestrutivos.

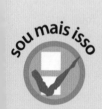

- ▶ Denominações diferentes foram utilizadas no decorrer da história para designar o que atualmente se convencionou como deficiência intelectual:
  - idiotia;
  - imbecilidade;
  - debilidade;
  - oligofrenia;
  - deficiência mental;
  - deficiência intelectual.
- ▶ Anamnese: uma simples conversa com o paciente possibilita uma impressão geral sobre o nível intelectivo, atentando-se para:
  - capacidade de compreender conceitos, metáforas e analogias;
  - adequação de juízos e raciocínio;
  - extensão e uso de seu vocabulário;
  - desempenho escolar ou profissional;
  - conduta social;
  - maneiras que lidar com problemas do dia a dia.

- Ao exame:
  - realizado com maior frequência na presença dos pais ou responsáveis.
- Antecedentes familiares:
  - pesquisar fatores hereditários;
  - predisposições maternas – RH, diabetes, desnutrição, ingestão de drogas (álcool principalmente), idade materna (menos de 16 e mais de 35 anos), prematuridade, primiparidade, multiparidade acima de 45 anos, condições emocionais traumáticas;
  - gestação – radiações durante a gravidez ou enfermidades infecciosas (sarampo, rubéola, toxoplasmose), hemorragias, substâncias tóxicas, problemas placentários (placenta prévia ou desprendimento), desnutrição e eclâmpsia;
  - condições perinatais – nível de APGAR (anóxia), hiperbilirrubinemia, cordão umbilical, prematuridade, traumatismo e peso do feto (menos de 2,5 kg e mais de 4,5 kg), tipo e duração do parto;
  - condições pós-natais – infecções (meningite, encefalites e abscessos), desnutrição, falta de mãe, fatores socioeconômicos, intoxicação por chumbo, deficiência de iodo, alterações hormonais, traumatismo cranioencefálico.
- História atual: pesquisar desempenho nas atividades cotidianas (que geralmente apresentam baixo desempenho):
  - cuidados com a própria higiene;
  - peculiaridades na comunicação com familiares;
  - rendimento escolar;
  - uso de componentes e instrumentos domiciliares;
  - trabalhos diferenciados;
  - jogos e brincadeiras.

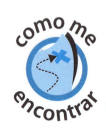

- Exames físicos: esta avaliação é de suma importância, pela grande quantidade de achados específicos compostos por sinais e estigmas próprios e característicos das síndromes da deficiência intelectual, principalmente em cabelo, cabeça, rosto, pescoço, pele e dedos. Pode ser completado pelo exame neurológico.
- Exames laboratoriais:
  - exame de sangue e de urina podem ser reveladores das diferentes etiologias da deficiência intelectual, assim como a cultura de fibroblastos e leucócitos;
  - EEG e neuroimagem – são particularmente importantes e ajudam no diagnóstico, podendo levar ao esclarecimento precoce;

- pesquisa citogenética quando se suspeita da presença de enfermidade cromossômica. São exames especiais, entre eles o cariótipo (visualização dos cromossomos), para identificação de alterações no número e na morfologia.

▶ Medida de QI por instrumentos padronizados em nossa população:

- WISC-IV – escala de inteligência Wechsler para crianças;
- WAIS-III – escala de inteligência Wechsler para adultos;
- WASI – escala de inteligência Wechsler abreviada;
- Matrizes Progressivas de RAVEN (CPM, APM);
- Escala de Maturidade Mental Colúmbia;
- Escala de desenvolvimento do bebê e da criança pequena – Bayley-III;
- G36 e G38 – Teste não verbal de inteligência;
- BPR-5 – Bateria de provas de raciocínio;
- BETA III – Teste não verbal de inteligência geral BETA-III (subtestes de raciocínio matricial e códigos);
- R-1 – Teste não verbal de inteligência;
- R-2 – Teste não verbal de inteligência para crianças;
- SON-R 2 1/2-7 [a] – Teste não verbal de inteligência;
- TIG-NV – Teste de de inteligência geral – não verbal;
- TI – teste de inteligência;
- TIV – Teste de inteligência verbal;
- TONI-3 – Teste de inteligência não verbal;
- V-47 – Teste verbal de inteligência.

▶ Avaliação dos comportamentos adaptativos:

- Víneland-3 – Escala de comportamento adaptativo Víneland;
- Perfil sensorial 2.

▶ Avaliação complementar:

- sete figuras sete palavras;
- nomeação de partes do corpo;
- tarefas não estruturadas, investigação qualitativa e ecológica;
- reconhecimento de letras, números, cores e formas;
- noção de quantidade.

ALTERAÇÕES QUANTITATIVAS

Deficiência intelectual

Deficiência intelectual leve
Deficiência intelectual moderada
Deficiência intelectual grave
Deficiência intelectual profunda

POSSIBILIDADES DIGNÓSTICAS
• Síndrome de Down
• Síndrome do X-frágil
• Doença de Niemann-Pick
• Doença de Gaucher – tipo I
• Fenilcetonúria
• Síndrome do miado de gato
• Síndrome de Edwards
• Síndrome de Turner
• Síndrome de Klinefelter
• Outros

Anexos

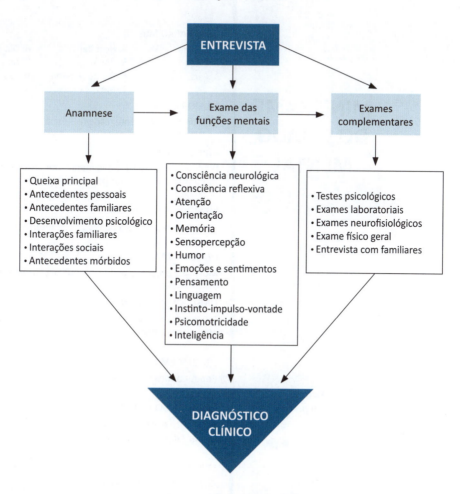

MINIEXAME DO ESTADO MENTAL

Total de pontos:

**Normal:
24 a 30 pontos**

Fonte:
SmithKline Beecham
Farmacêutica

ORIENTAÇÃO (até 10)

1. Cidade	4. Hospital	8. Dia do mês
2. Estado	5. Andar	9. Ano
3. País	6. Dia da semana	10. Estação
	7. Mês	

MEMÓRIA (até 3)
Repetir imediatamente: cadeira – meia – escova

ATENÇÃO (até 5)
Diminuir 7 de 100 sucessivamente, por 5 vezes OU soletrar MUNDO de trás para a frente

MEMÓRIA II (até 3)
Pedir para repetir os 3 objetos ditos anteriormente

LINGUAGEM (até 2)
Mostrar 2 objetos e pedir para que diga os nomes

LINGUAGEM II (até 3)
Atender a 3 comandos verbais: Levante a mão, feche os olhos, abra a boca

LINGUAGEM III (até 3)
Repetir a frase: Os sinos sempre soam

LINGUAGEM IV (até 2)
Ler a frase e escrevê-la num papel após:
Quem tudo quer tudo perde

LINGUAGEM V (até 1)
Copiar o seguinte desenho:

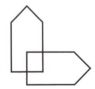

INFÂNCIA E ADOLESCÊNCIA		
PSICOPATOLOGIA		
PRINCIPAIS FUNÇÕES MENTAIS ALTERADAS	**TRANSTORNOS PSIQUIÁTRICOS**	**DIAGNÓSTICO**
ANORM. SOCIAIS E COMUNICAÇÃO	INVASIVOS	Autismo – Rett – Heller – Asperger
APRENDIZAGEM	FALA E LINGUAGEM	Articulação – Afasia – Linguagem receptiva e expressiva
APRENDIZAGEM	HABILIDADES ESCOLARES	Transtorno de leitura, soletrar e habilidades aritméticas
MOTRICIDADE	HIPERCINÉTICOS	TDAH
LINGUAGEM	FALA SOCIAL	Mutismo eletivo
LINGUAGEM	VINCULAÇÃO	Inibição e desinibição
LINGUAGEM	FALA	Gagueira e taquifemia
AGRESSIVIDADE	CONDUTA	Contexto familiar, solitário-agressivo, grupal e desafiador de oposição
HUMOR	DEPRESSÃO	Depressão e suicídio
EMOÇÕES E SENTIMENTOS	FÓBICO ANSIOSO	Ansiedade de separação, ansiedade social, rivalidade-irmãos
EMOÇÕES E SENTIMENTOS	TIQUE	T. transitório – Tourette
EMOÇÕES E SENTIMENTOS	ALIMENTAÇÃO	Recusa alimentar
EMOÇÕES E SENTIMENTOS	EXCREÇÃO	Enurese e encoprese

ETIOLOGIA E PSICOPATOLOGIA			
ETIOLOGIA PREDOMINANTE	**PRINCIPAIS FUNÇÕES MENTAIS ALTERADAS**	**TRANSTORNOS PSIQUIÁTRICOS**	**DIAGNÓSTICO**
FATORES ORGÂNICOS	Memória	Demência	Alzheimer – Vascular – Outras
	Neuroconsciência Atenção Orientação Psicomotricidade Linguagem	Transtornos decorrentes de perturbações fisiológicas cerebrais e gerais	Amnésia orgânica – *Delirium* – Alucinose orgânica Catatonia – Delírio – Humor – Ansiedade Dissociativo – Distímico – Personalidade Encefalítico e pós-convulsional Puerpério e ciclo menstrual
FATORES HEREDITÁRIOS CONSTITUIÇÃO	Pensamento Sensopercepção Consciência reflexiva	Esquizofrenia e psicoses afins	Paranoide – Hebefrênica, catatonia simples Indiferenciada – Delírios crônicos Psicoses agudas e induzidas Transtornos esquizoafetivos
	Humor	Espectro bipolar	Mania franca e psicótica – Hipomania Transtorno bipolar – Depressão maior unipolar Ciclotimia – Distimia
	Personalidade	Personalidades psicopáticas	Paranoide – Esquizoide – Antissocial – Impulsiva Histriônica – Obsessivo-compulsiva – Ansiosa dependente – Esquizotípica narcísica
CONFLITOS PSÍQUICOS	Emoções e sentimentos	Transtornos de ansiedade	Agorafobia – Fobia social e específicas Pânico – Ansiedade generalizada Transtorno obsessivo-compulsivo
		Dissociações	Amnésia – Fuga – Transe – Possessão
		Conversões	Distúrbios de marcha – Convulsões Perdas sensoriais
		Repercussões somáticas	Somatização – Hipocondria Transtornos psicossomáticos
	Instintos	Repercussões na fisiologia NL	**Alimentares:** Anorexia – Bulimia – Hiperfagia **Sono:** Insônia – Hipersonia – Sonambulismo **Sexuais:** Perda do desejo – Aversão Disf. orgásmica – Ejac. precoce – Vaginismo Dispareunia – Ninfomania – Satiríase
	Impulsos	Transtorno de impulso	Jogo patológico – Piromania – Cleptomania Tricotilomania – Parafilias – Fetichismo Exibicionismo – Voyeurismo – Pedofilia Sadomasoquismo – Travestismo
FATORES EXÓGENOS	Emoções e sentimentos	Estresse	Reação aguda pós-traumática e de ajustamento
	Sensopercepção	Dependência de drogas	Intoxicação – Dependência – Abstinência *Flashbacks* – Síndrome amnéstica Transtorno psicótico
DIVERSOS FATORES	Inteligência	Deficiência intelectual	Leve – Moderado – Grave – Profundo

SIGLAS USADAS NESTE GUIA

TC	tomografia computadorizada
RM	ressonância magnética
PET	tomografia por emissão de pósitrons
SPECT	tomografia computadorizada por emissão fotônica única
AVC	acidente vascular cerebral
ECG	eletrocardiograma
EEG	eletroencefalograma
AP	anatomia patológica
LCR	líquido cefalorraquidiano
SNC	sistema nervoso central
REM	(fase do sono) movimento rápido dos olhos
PA	pressão arterial
QI	quociente de inteligência
TAG	transtorno de ansiedade generalizada
TOC	transtorno obsessivo-compulsivo

Glossário

GLOSSÁRIO

- Abstinência – síndrome caracterizada por cessação ou redução da droga após uso repetido, pesado, prolongado, levando a um conjunto de sintomas de agrupamento e gravidade variáveis.

- Afetivo – referente a qualquer componente emocional ou sentimental de uma experiência.

- Amígdala – região do cérebro.

- Anamnese – técnica interrogatória de coleta de dados dos antecedentes da doença.

- Anorexia – transtorno alimentar caracterizado por deliberada perda de peso pela não alimentação, numa busca constante de magreza em consequência de uma perturbação do esquema corporal.

- Atividade neurológica – funcionamento, ação específica do sistema nervoso.

- Atividade psíquica – funcionamento, ação específica dos processos mentais.

- Atos falhos – ações inconscientes que estão em nosso cotidiano, são coisas que estavam reprimidas que dizemos ou fazemos sem querer.

- Atos volitivos – atos da vontade.

- Autismo – transtorno invasivo do desenvolvimento, caracterizado por anormalidades qualitativas nas interações sociais recíprocas e em padrões de comunicação, com repertório de interesses e atividades restrito, estereotipado e repetitivo.

- Bulbo – região do cérebro.

- Bulimia – transtorno alimentar caracterizado por repetidas crises de hiperfagia associadas a uma preocupação excessiva com o controle do peso corporal.

- Catalepsia – perda temporária da sensibilidade e do movimento em parte localizada do corpo.

- Células gliais – células responsáveis por sustentar e manter vivos os neurônios.

- Ciclotimia – transtorno do humor caracterizado por oscilação persistente de humor, apresentando inúmeras fases de lentificação ou aceleração do psiquismo e/ou da psicomotricidade.

- Circadiano – ritmos do dia.

- Citogenética – estudo das alterações cromossômicas.

- Cognitivo – referente à aquisição de conhecimento.

- **Comorbidade** – significa correlação, em epidemologia psiquiátrica refere-se à chance de um portador de determinado transtorno tornar-se mais predisposto a desenvolver outro.

- **Coreia** – movimentos musculares anormais, espontâneos e irregulares, rápidos e transitórios, sugerindo uma dança.

- **Córtex cerebral** – substância cinzenta do cérebro.

- **Cortisol** – hormônio da suprarrenal.

- **Demência** – síndrome caracterizada por múltiplos comprometimentos nas funções cognitivas incluindo inteligência geral, aprendizagem e memória, linguagem, orientação, percepção etc.

- **Depressão grave** – é a depressão maior, com sintomas bastante intensos como: ausência de autoestima, angústia ou agitação intensa, sentimento de inutilidade, sentimento de culpa proeminente etc.

- **Depressão maior unipolar** – transtorno do humor caracterizado por humor abatido, com perda de interesse pelas coisas, além da ausência de prazer e energia reduzida pela vida, levando a um cansaço exacerbado e psicomotricidade lentificada.

- **Dexametasona** – fármaco corticoide.

- **Diaforese** – transpiração abundante.

- **Diencéfalo** – região do cérebro.

- **Disfunção orgásmica** – transtorno sexual caracterizado por atraso ou ausência persistente ou recorrente de orgasmo.

- **Dispareunia** – transtorno sexual caracterizado por dor durante o intercurso sexual.

- **Disposição primária** – em referência ao humor, significa que a sua localização é de base, vem antes de tudo.

- **Distimia** – transtorno do humor caracterizado por rebaixamento crônico do humor, acompanhado de sintomatologia de intensidade leve a moderada.

- **Doença de Gaucher de tipo I** – síndrome de deficiência intelectual.

- **Doença de Huntington** – doença degenerativa cujos sintomas são causados pela perda marcante de células em uma parte do cérebro denominada gânglios da base.

- **Doença de Niemann-Pick** – síndrome de deficiência intelectual causada por acúmulo de esfingomielina e colesterol na substância cinzenta.

- **Doença Tay-Sachs** – síndrome de deficiência intelectual caracterizada pela ausência da enzima hexosaminidase A.

- **Eclâmpsia** – convulsões que não podem ser atribuídas a outras causas.

- Ejaculação precoce – transtorno sexual caracterizado por incapacidade masculina de controle ejaculatório para o gozo da interação sexual.

- Encoprese – transtorno de excreção caracterizado por evacuação em horas e lugares inapropriados, proposital ou involuntária.

- Endorfina – neurotransmissor cerebral.

- Entorse – lesão na articulação.

- Enurese – transtorno de excreção caracterizado por liberação de urina, a qualquer hora, involuntária ou intencional.

- Epilepsia – distúrbio intermitente do sistema nervoso, com descarga súbita, excessiva e desordenada dos neurônios cerebrais.

- Episódio maníaco – episódio único de estado de humor intensamente exacerbado acompanhado de aceleração do psiquismo, sobretudo da psicomotricidade.

- Esquizofrenia – psicose grave, de evolução crônica que leva a vários graus de deterioração da personalidade, com riqueza de manifestações psicopatológicas e desorganização de diversos processos mentais.

- Estertorosa – respiração barulhenta.

- Etiologia – fatores que causam a doença.

- Euforia maníaca – exaltação intensa do humor durante episódio maníaco.

- Fenda palatina – é uma anomalia genética que ocorre durante a formação e desenvolvimento do feto.

- Fenilcetonúria – é hereditária e caracteriza-se pela falta de uma enzima em maiores ou menores proporções, impedindo que o organismo metabolize e elimine o aminoácido fenilalanina, que em excesso no organismo ataca o cérebro e causa deficiência mental.

- Fibroblasto – é a célula mais abundante no tecido conjuntivo.

- Flumazenil – substância antagonista do benzodiazepínico.

- Fobia – transtorno de ansiedade caracterizado pelo medo acentuado diante de objetos ou situações específicas.

- Glicocorticoides – hormônios suprarrenais.

- Heteroagressividade – atos destrutivos que têm como objeto o mundo exterior.

- Hiperativação – aumento excessivo da capacidade de reação.

- Hiperfagia – grande ingestão alimentar.

- Hipervigilância – distraibilidade ou aumento da atenção.

- **Hipnose** – técnica que consiste na indução do transe (estado de relaxamento semiconsciente), mas com manutenção do contato sensorial do paciente com o ambiente.

- **Hipocampo** – região do cérebro.

- **Hipocondria** – preocupação persistente de apresentar doenças, conhecida como "mania de doença".

- **Hipomania** – transtorno do humor caracterizado por exacerbação leve e persistente do humor, aumento da energia e atividade, loquacidade e comportamento presunçoso e grosseiro.

- **Hipotálamo** – região do cérebro.

- **Hipotonia** – diminuição do tônus muscular.

- **Histeria** – também conhecida como conversão, caracterizada por perda ou alteração no funcionamento físico, sugerindo um transtorno físico resultante de conflitos psíquicos e fatores estressores, de natureza emocional inconsciente e transitória.

- **Hormônio luteinizante** – hormônio responsável por estimular a maturação das glândulas reprodutivas e a liberação de hormônios sexuais.

- **Labilidade** – variação fácil.

- **Lobos frontais** – regiões do cérebro.

- **Marcha** – movimento regular, passo.

- **Medula espinal** – parte do sistema nervoso central alojada no canal raquidiano.

- **Melatonina** – é um neuro-hormônio produzido pela glândula pineal e apresenta como principal função regular o sono.

- **Midríase** – dilatação da pupila.

- **Mnêmico** – relativo à memória.

- **Morfologia** – estudo das formas da matéria.

- **Neurastenia** – transtorno neurótico caracterizado por queixas persistentes e angustiantes de fadiga aumentada após esforço mental ou queixas persistentes e angustiantes de fraqueza e exaustão corporal após esforço mínimo.

- **Neurônios** – célula nervosa com seus prolongamentos.

- **Neuropatologia** – área da medicina que estuda as doenças nervosas.

- **Neurotransmissores** – substância que estabelece comunicação entre as células nervosas.

- **Noradrenalina** – neurotransmissor cerebral.

- **Onírica** – relativa aos sonhos.

- Parafrenia – temas delirantes com caráter fantástico, com grande rique-za imaginativa, com introdução e adaptação do mundo fantástico ao real, sem grandes sistematizações e com preservação da capacidade psíquica e integração.

- Parkinson – doença causada por uma afecção neurodegenerativa que se manifesta clinicamente por meio dos seguintes sintomas: tremor de repou-so, rigidez muscular, lentidão de movimentos e alterações da marcha e do equilíbrio.

- Paroxismo – manifestação intensa da doença.

- Pelagra – doença nutricional causada pela carência de niacina (vitamina do grupo B) ou por uma incapacidade de absorvê-la.

- Perinatal – no momento do parto.

- Personalidade psicopática – transtorno de personalidade, caracterizado por desprezo pelas obrigações sociais, ausência de empatia, baixa tolerância à frustração, agressividade etc.

- Primiparidade – relativo ao primeiro parto.

- Psicogênica – referente à origem das funções psíquicas.

- Psicométrico – método que mede os fenômenos psíquicos.

- Psicose – estado alterado da função mental, no qual a pessoa tem sensa-ções que não correspondem à realidade e pensamentos que fogem ao seu controle, que podem ser causados por doenças físicas e neurológicas, uso de drogas, reações a medicamentos etc.

- Região cortical – região pertencente ao córtex cerebral.

- Respostas autonômicas – atos ou movimentos vitais que se realizam sem agentes externos.

- Retiniano – relativo à retina do olho.

- Risco genético – referente ao que pode ser herdado geneticamente.

- Semiologia – área da medicina que analisa os sintomas das doenças.

- Senilidade – também conhecida como demência.

- Serotonina – neurotransmissor cerebral.

- Sialorreia – excesso de saliva.

- Sinapse – conexão entre os neurônios.

- Síndrome de Down – síndrome de deficiência intelectual.

- Síndrome de Edwards – síndrome de deficiência intelectual.

- Síndrome de Ganser – transtorno dissociativo.

- Síndrome de Gilles de la Tourette – caracterizada por transtornos de tiques vocais e motores múltiplos e combinados.

- Síndrome de Klinefelter – síndrome de deficiência intelectual.

- Síndrome de Korsakov – tipo de demência.

- Síndrome de Turner – síndrome de deficiência intelectual.

- Síndrome do miado de gato – síndrome de deficiência intelectual.

- Síndrome do X-frágil – síndrome de deficiência intelectual.

- Sintoma – reação no organismo provocada por uma doença.

- Sistema límbico – estrutura cerebral ligada às emoções.

- Sistema nervoso autônomo – divisão do sistema nervoso que abrange os sistemas simpático e parassimpático.

- Sistema temporizador – circuito responsável pela marcação do tempo.

- Somática – referente ao corpo físico.

- Somatização – transtorno caracterizado por queixas somáticas múltiplas e recorrentes que não estão associadas a nenhum transtorno físico, geralmente representando algum conflito psíquico.

- Tálamo – região do cérebro.

- Tecido adiposo – tipo especial de tecido conjuntivo, que se caracteriza pela presença de células especializadas em armazenar lipídios.

- Telencéfalo – região do cérebro.

- Tendências vitais – intenções para a vida.

- Terror noturno – transtorno do sono caracterizado por ocorrência repetida de despertares abruptos, geralmente com grito de pânico ou choro.

- Tiamina – vitamina do complexo B.

- Tolerância – diminuição dos efeitos eufóricos e fisiológicos decorrentes do uso de drogas. A pessoa necessita de doses crescentes para alcançar os mesmos efeitos.

- Tônus afetivo – é o que dá o tom dos afetos, como serão experimentados.

- Transe – transtorno dissociativo caracterizado por estado alterado de consciência do ambiente, durante o qual o paciente pode ter recordações alucinatórias vívidas de um evento traumático.

- Transexualismo – sensação de desconforto com seu próprio sexo anatômico, desejo de viver e ser aceito como um membro do sexo oposto.

- Transtorno bipolar – transtorno do humor caracterizado por dois ou mais episódios de perturbação do humor e dos níveis de atividade do paciente, apresentando em algumas ocasiões exacerbação do psiquismo e em outras, desaceleração.

- **Transtorno de ajustamento** – transtorno reacional com sintomas emocionais decorrentes de situações traumáticas causadas por estressores de baixa magnitude.

- **Transtorno de aprendizagem** – comprometimento precoce da fala e da linguagem acompanhado de múltiplos problemas, tais como dificuldade de leitura e de soletrar, anormalidades em relacionamentos interpessoais e transtornos emocionais e de comportamento.

- **Transtorno de conduta** – transtorno caracterizado por conduta antissocial, agressividade e comportamento desafiador persistente.

- **Transtorno de estresse pós-traumático** – revivências do evento traumático, com duração da perturbação superior a 1 mês.

- **Transtorno de personalidade** – comprometimento grave do caráter e dos comportamentos do indivíduo envolvendo a personalidade como um todo e quase sempre associado à ruptura das regras da boa convivência social.

- **Transtorno depressivo** – transtorno caracterizado por rebaixamento do humor, perda de interesse pelas coisas, baixa autoestima e tristeza. Pode ser leve, moderado ou grave.

- **Transtorno do ciclo menstrual** – transtorno mental transitório que ocorre durante e após o ciclo menstrual da mulher, com diferentes alterações da cognição, do humor e do comportamento.

- **Travestismo de duplo papel** – desejo de desfrutar a experiência temporária de ser membro do sexo oposto por meio do uso de roupas do sexo oposto durante parte da vida.

- **Tronco encefálico** – região do cérebro.

- **Vaginismo** – transtorno sexual caracterizado por espasmo dos músculos que circundam a vagina, causando a oclusão da abertura vaginal e tornando a penetração do pênis impossível ou dolorosa.

- **Vias aferentes** – nervos que conduzem estímulos em direção aos centros nervosos.

- **Vígil** – presença de atividade cerebral que não o sono.

Referências
Bibliográficas

BIBLIOGRAFIA CONSULTADA

Akiskal HS, Cassano GB. Dysthimia and Spectrum of Chronic Depressions. New York: Guilford Press, 1997.

Ali S. Corpo Imaginário. São Paulo: Artes Médicas; 1993.

Alonso FF. Fundamentos de la Psiquiatria Actual. Madrid: Paz Montalvo, vol. 1; 1977.

American Psychiatric Association – APA. Diagnostic and Statistical Manual of Mental Disorders. 3 ed., (DSM-III-R), Washington: APA; 1987.

American Psychiatric Association – APA. Diagnostic and Statistical Manual of Mental Disorders. 4 ed., (DSM-IV), Washington: APA; 1994.

Bakhshani N. Impulsivity: A Predisposition Toward Risky Behaviors. Impulsivity: A Predisposition Toward Risky Behaviors, Int J High Risk Behav Addict. 2014; 3(2): e20428. doi: 10.5812/ijhrba.20428.

Ballone GJ. Atenção e Memória. Disponível em: http://www.psiqweb.med.br/cursos/memória.html, 1999.

Ballone GJ. Inteligência, in http://www.psiqweb.med.br/cursos/memoria. html, 1999.

Ballone GJ. Linguagem – 2. Disponível em: http://www.psiqweb.med.br/cursos/linguag.html, 2001.

Ballone GJ. Linguagem: Curso de Psicopatologia. Disponível em: http://www.psiqweb.med.br/cursos/linguag.html.

Ballone GJ. Personalidade Introvertida. Disponível em: http://www.psiqweb.med.br/cursos/memória.html, 1999.

Barclay R. What Is Agnosia? Healthline. Medically reviewed by Stacy Sampson DO. Updated on October 1, 2019. Disponível em: https://www.healthline.com/health/agnosia#types. Acesso em: 30 abr. 2021.

Bastos CL. Manual do exame psíquico: uma introdução prática à psicopatologia. 3. ed. Rio de Janeiro: Revinter; 2011. 351p.

Bastos CL. Manual do exame psíquico: uma introdução prática à psicopatologia. Rio de Janeiro: Revinter; 1997.

Berrios GE. Phenomenology and psychopathology: was there ever a relationship? Compr Psychiatry. 1993; 34(4): 213-20.

Betarrelo SV (Org). Perspectivas Psicodinâmicas em Psiquiatria. São Paulo: Lemos Editorial; 1998.

Bianco F. Manual Diagnóstico das Doenças em Sexologia. Rio de Janeiro: MEDSI, 1994.

Bleuler E. Psiquiatria. Rio de Janeiro: Guanabara Koogan; 1985.

Bordin S, Figlie NB, Laranjeira R. Aconselhamento em Dependência Química. 2 ed. São Paulo: Roca; 2010.

Bueno JR. Transtorno do Sono e suas Relações com as Funções Cognitivas. Inform Psiq. 18 (13) 1999. p. 70-74.

Cabaleiro-Goas M. Temas psiquiátricos: algunas cuestiones psicopatológicas generales. Madri: Paz Montalvo; 1966.

Castillo ARGL, Castillo JCR. Neuroimagem em Transtorno Obsessivo: Compulsivo. Rev Psiquiat Clin. 23(1). 1996. p. 25-31.

Cheniaux E. Manual de Psicopatologia. 4 ed. Rio de Janeiro: Guanabara Koogan; 2014.

Christodolou GN. Delusional hyperidentifacions of the Frégoli – type organic pathogenic. Acta Psychiatr Scand. 1976;54:305-14.

Coelho LMS. Teoria da Personalidade. III. "Estudo específico das funções psíquicas". Psiquiatria Geral. Disponível em: http://www.psiquiatriageral.com.br/normal/persona_03.htm. Acesso em: 02 abr. 2021.

Cordás TA et al. Bulimia Nervosa: Diagnóstico e Proposta de Tratamento. São Paulo: Lemos Editorial; 1998.

Cordás TA. Distimia – Do Mau Humor ao Mal do Humor: Diagnóstico e Tratamento. Porto Alegre: Artes Médicas; 1997.

Correia DT. Manual de Psicopatologia. Lisboa: Lidei; 2013.

Dalgalarrondo P. Psicopatologia e Semiologia dos Transtornos Mentais. 3 ed. Porto Alegre: Artmed; 2019.

Dalgalarrondo P. Psicopatologia e Semiologia dos Transtornos Mentais. Porto Alegre: Artes Médicas Sul; 2000.

Dalgalarrondo P. Psicopatologia e Semiologia dos Transtornos Mentais. 2 ed. – Porto Alegre: Artmed; 2008. 440p.

Damásio A. O mistério da consciência. São Paulo: Companhia das Letras; 2000.

De Oliveira CS, Neto FL. Suicídio entre povos indígenas: um panorama estatístico brasileiro. Revista de Psiquiatria Clínica. 2003;30(1):4-10.

De Ourofino VTAT. Características intelectuais, emocionais e sociais do aluno com altas habilidades/superdotação. Brasília: Ministério da Educação – Secretaria da Educação Especial. 2007;41.

Delay J, Pichot P. Manual de Psicologia. Rio de Janeiro: Guanabara Koogan; 1973.

Delgado H. Curso de Psiquiatria: Psicopatologia. Barcelona: Científico Médica, vol. 1, 1969.

DSM V. Manual Diagnóstico e Estatístico de Transtornos Mentais. 5 ed. 2. Transtornos Mentais – Diagnóstico. 3. Transtornos Mentais – Classificação. Associação Psiquiátrica Americana. Porto Alegre: Artmed; 2014.

DSM-III. R. Manual Diagnóstico e Estatístico dos Distúrbios Mentais. 3ª ed. Revista. American Psychiatric Association. Barueri: Manole; 1989.

DSM-IV. Manual Diagnóstico e Estatístico dos Transtornos Mentais. Trad. Dorgival Caetano. 4ª ed. Porto Alegre: Artes Médicas; 1995.

Duailibi R. Duailibi das Citações. São Paulo: Mandarim; 2000.

Dubovsky SL, Dubovsky AN. Transtornos do Humor. Porto Alegre: Artmed, 2004.

Eating Disorders. Citing NIMH Information and Publications. Last Revised: February 2016. Disponível em: https://www.nimh.nih.gov/health/topics/eating-disorders/index.shtml . Acesso em: 29 mar. 2021.

Estudo psicométrico da escala de inibição/excitação sexual masculina. Scielo. Fractal: Revista de Psicologia. On-line version ISSN 1984-0292. Fractal Rev Psicol (Rio de Janeiro). Jan./Apr. 2010;22(1). Disponível em: https://www.scielo.br/scielo.php?script=sci_arttext&pid=S1984-02922010000100004. Acesso em: 05 abr. 2021.

Ey H, Bernard P, Brisset CH. Tratado de Psiquiatria. 2 ed. Barcelona: Toray Masson, 1969.

Fadiman J, Harbra RF. Teorias da Personalidade. Rio de Janeiro: Zahar, 1980.

Falcão HT, Barreto AM. Breve histórico da psicomotricidade. Ensino, Saúde e Ambiente. 2009;2(2):84-96. ISSN: 1983-7011. Revista Eletrônica do Mestrado Profissional em Ensino de Ciências da Saúde e do Ambiente.

Flaherty JA, Davis JM, Janicak PG. Psiquiatria: Diagnóstico e Tratamento. Trad. Baptista D. 2ª ed. Porto Alegre: Artes Médicas; 1995.

Frances RJ, Franklin JE. Concise Guide to Treatment of Alcoholism and Addictions. Washington: American Psychiatric Press; 1989.

Garfinkel DB, Carlson G, Weller E. Transtornos Psiquiátricos na Infância e Adolescência. Porto Alegre: Artes Médicas; 1992.

Graeff FG, Brandão ML. Neuropsicologia das Doenças Mentais. 4 ed., São Paulo: Lemos Editorial, s/d.

Izquierdo I. Memória. 3 ed. Porto Alegre: Artmed; 2018.

Jasper K. Psicopatologia Geral. Rio de Janeiro: Atheneu; 1979.

Júnior LRP, Sanvito WL. Sono e Seus Transtornos – do Diagnóstico ao Tratamento. São Paulo: Atheneu; 2002.

Kandel EC, Schwartz J, Jessell TM, Siegelbaum SA, Hudspeth AJ. Princípios de Neurociências. Tradução: Rodrigues ALS; Revisão Técnica: Dalmaz C, Quillfeldt JA. 5 ed. Porto Alegre: Artmed, AMGH; 2014.

Kaplan HI, Sadock BJ. Tratado de Psiquiatria. 6ª ed. vol. 1, 2, 3. Porto Alegre: Artes Médicas; 1999.

Kellner R. Psychosomatic Syndromes and Somatic Symtoms. Washington: American Psychiatric Press, 1991.

Kocka A, Gagnon J. Definition of Impulsivity and Related Terms Following Traumatic Brain Injury: A Review of the Different Concepts and Measures Used to Assess Impulsivity, Disinhibition and other Related Concepts. Behav Sci (Basel). 2014;4(4):352-70. doi: 10.3390/bs4040352. PMID: 25431442; PMCID: PMC4287694. Disponível em: https://pubmed.ncbi.nlm.nih.gov/25431442/. Acesso em: 06 abr. 2021.

Kopelman MD. The Korsakoff Syndrome. British Journal of Psychiatry. 1995; 166:154-173.

Kraepelin E. La Demencia Precoz. Buenos Aires: Polemos; (1913) 1996.

Lafer B et al. Depressão no Ciclo da Vida. Porto Alegre: Artmed Editora; 2000.

Leme LJ. Diagnóstico em Psiquiatria. Rio de Janeiro: Cultura Médica; 1990.

Lent R. Cem Bilhões de Neurônios: Conceitos Fundamentais da Neurociência. São Paulo: Atheneu; 2001.

Lim M, Lee S, Park JI. Differences between Impulsive and Non-Impulsive Suicide Attempts among Individuals Treated in Emergency Rooms of South Korea. Psychiatry Investigation. 2016;13(4):389-96. doi: https://doi.org/10.4306/pi.2016.13.4.389.

Lima KM. Das Raízes Filosóficas e Biológicas às Proposições Psicanalíticas das Pulsões. Fórum: Diálogos em Psicologia, ano III, n. 4. Ourinhos/SP – jan./

jun. 2016. Disponível em: http://fio.edu.br/revistapsi/arquivos/ed4/1.%20 kelen%20(5-21).pdf . Acesso em: 29 mar. 2021.

Lopes G. et al. Patologia e Terapia Sexual. Rio de Janeiro: Medsi; 1994.

Louzã Neto MR. Convivendo com a Esquizofrenia: Um Guia para Pacientes e Familiares. São Paulo: Lemos Editorial; 1996.

Mackinnon RA, Michels R. A Entrevista Psiquiátrica na Prática Clínica. Porto Alegre: Artes Médicas; 1987.

Mackinnon RA, Yudofsky SC. A Avaliação Psiquiátrica. Porto Alegre: Artes Médicas; 1988.

Madalena JC. Lições de Psiquiatria. 2 ed. São Paulo: Editora Mestre Jou; 1981.

Malbergier A, ed. Abordagem Clínica da Dependência de Drogas, Álcool e Nicotina: Manual para Profissionais de Saúde Mental. Barueri: Manole; 2018.

Maldonado RJ, De Jesus O. Hyperesthesia. [Updated 2021 Feb 7]. In: StatPearls [Internet]. Treasure Island (FL): StatPearls Publishing; 2021 Jan. Disponível em: https://www.ncbi.nlm.nih.gov/books/NBK563125/. Acesso em: 29 abr. 21.

Marinho VM et al. A Depressão de Início Tardio é Preditor de Demência? Rev Bras Neurol. 1998;47(11):575-582.

Marler P. Inaptidão e o instinto de aprender. A. Acad Bras Ciênc. (Rio de Janeiro). 2004;76(2). Anais da Academia Brasileira de Ciências. Versão impressa ISSN 0001-3765 Versão online ISSN 1678-2690. Disponível em: https://www.scielo.br/scielo.php?script=sci_arttext&pid=S0001-37652004000200002. Acesso em: 29 mar. 2021.

Mayer GW et al. Psiquiatria Clínica. São Paulo: Mestre Jou; 1976.

Mello CA. Teoria da percepção visual. Disponível em: http://www.cin. ufpe.br/~cabm/visão/PV_Aula04_Teorias.pdf. Acesso em: 14 out. 2014.

Melo ALN. Psiquiatria. 2 vol. Rio de Janeiro: Civilização Brasileira, Fename; 1979.

Milner B, Squire LR, Kandel ER. Cognitive Neuroscience and the Study of Memory. Neuron. 1998;20:445-468.

Miner MH, Raymond N, Coleman E, Swinburne RR. Investigating Clinically and Scientifically Useful Cut Points on the Compulsive Sexual Behavior Inventory. The journal of sexual medicine. 2017;14(5):715-20. doi: https//doi.org/10.1016/j.jsxm.2017.03.255. Acesso em: 26 mar. 2021.

Miotto E, Lucia MCS, Scaff M. Neuropsicologia Clínica. 2 ed. Rio de Janeiro: Roca; 2017.

Mira YLE. Psicologia Geral. São Paulo: Melhoramentos; 1974.

Miranda GCNP. Bulimia e Auto-Mutilações. Uma Perspectiva Psicodinâmica. Artigo de Revisão. Disponível em: https://estudogeral.uc.pt/bitstream/10316/26153/2/Bulimia%20e%20AutoMutila%C3%A7%C3%B5es%20_%20Gilda%20Cristina%20Miranda.pdf . Acesso em: 02 abr. 2021.

Monedero C. Psicopatologia Geral. Madrid: Biblioteca Nueva; 1973.

Moreno DH, Macedo SMB. Neuroquímica das Depressões. J Bras Psiq. 1991; 40(supl. 1):155-205.

Moreno DH, Moreno RA. Depressão Resistente a Tratamento: Proposta e Abordagem. J Bras Psiq. 1993;42(supl. 1):415-453.

Moreno DH, Moreno RA. Transtorno Bipolar do Humor. São Paulo: Lemos; 2002.

Munjack DJ, Oziel LJ. Sexologia: Diagnóstico e Tratamento. Rio de Janeiro: Editora Atheneu; 1984.

Nardi AE. Questões Atuais sobre Depressão. São Paulo: Lemos Editorial; 1998.

Nardi AE. Transtorno de Ansiedade: Fobia Social – A Timidez Patológica. Rio de Janeiro: Medsi; 2000.

Nicolau PFM, Carolina AM, Rocha N. Aprenda Semiologia com Dr. Joubert Barbosa (1942). Maneiras de examinar as funções mentais. Percepção. Disponível em: http://www.psiquiatriageral.com.br/psicopatologia/01percepcao.htm. Acesso em: 25 abr. 2021.

Nicolau PFM, Rocha CAMN. Glossário de termos técnicos. Psiquiatria Geral. Disponível em: http://www.psiquiatriageral.com.br/glossario/a.htm#:~:text=abulia%20e%20hipobulia%20%2D%20Por%20Hipobulia,conseq%C3%BC%C3%AAncia%20de%20trauma%20emocional%20intenso. Acesso em: 06 abr. 2021.

Nogueira MJ, org. Diagnóstico Psiquiátrico: Um Guia. São Paulo: Lemos; 2002.

Nogueira MJ, Sgobi MEO, Borghi MB. Diagnóstico Psiquiátrico – Um Guia Transtorno de Personalidade e Transtorno do Controle de Impulsos. São Paulo: Editora Atheneu; 2020.

Paim I. Curso de Psicopatologia. 2 ed. São Paulo: Pedagógica e Universitária, 1993.

Palhares F. Automatismo. UFRGS. 09/05/2011. Disponível em: https://www.ufrgs.br/psicopatologia/wiki/index.php?title=Automatismo. Acesso em: 06 abr. 2021.

Papalia D, Olds S. O Mundo da Criança: da Infância à Adolescência. São Paulo: McGraw Hill do Brasil; 1981.

Pereira Jr. A Percepção do tempo em Husserl. Trans/Form/Ação (São Paulo). 1990;13:73-83.

Pereira MEC. Contribuição à Psicopatologia dos Ataques de Pânico. São Paulo: Lemos; 1997.

Pfeiffer ML. O Problema da Identidade na Esquizofrenia. Temas. 1999;29(56-57):31-43.

Pontes CB. Psiquiatria: Conceitos e Práticas. 2 ed. São Paulo: Lemos Editorial, 1998.

Portnov A. Hyperbulia. Iliveok. Last reviewed: 11.04.2020. Disponível em: https://iliveok.com/health/hyperbulia_117732i15956.html. Acesso em: 06 abr. 2021.

Rajagopal S. Catatonia. Cambridge. Advances in Psychiatric Treatment. 2007;13(1):51-59. doi: https://doi.org/10.1192/apt.bp.106.002360. Published online by Cambridge University Press: 02 January 2018. Disponível em: https://www.cambridge.org/core/journals/advances-in-psychiatric treatment/ article/ catatonia/ D08B59DDBC43D5AF807321AA5A1A43D4 . Acesso em: 06 abr. 2021.

Ramadan ZBA. A Histeria. São Paulo: Ática; 1985.

Ramos SP, Bertolote JM. Alcoolismo Hoje. Porto Alegre: Artes Médicas; 1997.

Reimão R. Medicina do Sono. São Paulo: Lemos Editorial; 1999.

Resem MGFS. et al. Sistema Serotoninérgico: Receptores e Respostas Funcionais. Inform Psiq. 1999;18(3):84-86.

Ruiz RM. El Enfermo Hipocondríaco. Barcelona: Editorial Espaxs, Publicaciones Medicas; 1977.

Sá Miranda LSJ. Compêndio de Psiquiatria & Semiologia Psiquiátrica. Porto Alegre: Artmed; 2001.

Salles JCP. Os superdotados – diagnóstico e orientações. 2. ed. São Paulo: Alvorada; 1982. 129p.

Sanches TG et al. Alucinação musical associado à perda auditiva. Arq Neuro-Psiquiatr. 2011;69(2b):395-400. ISSN 0004-282x.

Santos NA, Simas MLB. Percepção e Processamento Visual da Forma: Discutindo Modelos Teóricos Atuais em Psicologia: Reflexo e Crítica. 2001;14(1):157-166. Disponível em: http://viv.v:scielo.br/pdf/ prc/v14n115215.pdf. Acesso em: 20 nov. 2020.

Scharfetter C. Introdução à psicopatologia geral. 2 ed. Lisboa: Climepsi; 1999.

Scheneider K. Psicopatologia Clinica. São Paulo: Mestre Jou; 1976.

Schneider K. Las Personalidades Psicopáticas. Madrid: Ediciones Morata; 1950.

Sexual Response Cycle. Cleveland. Health Library/Articles. Reviewed on 08/03/2021. Disponível em: https://my.clevelandclinic.org/health/articles/9119-sexual-response-cycle . Acesso em: 05 abr. 2021.

Shirakawa I et al. (Org.). O Desafio da Esquizofrenia. São Paulo: Lemos Editorial, 1998.

Shirakawa I. O Ajustamento Social na Esquizofrenia. 3 ed. São Paulo: Lemos Editorial; 1999.

Silva M. Adaptação e padronização de uma amostra brasileira Elizabeth do Nascimento. São Paulo: Casa do Psicólogo; 2014.

Sistema de Avaliação de Testes Psicológicos. Disponível em: http://satepsi.cfp.org.brilistaTeste.cfm?status=1. Acesso em: 01 out. 2014.

Soares PJR. Psicopatologia da Vontade: Uma Revisão. Polbr. Coluna da Lista Brasileira de Psiquiatria. 2006;11(5). Disponível em: http://www.polbr.med.br/ano06/lbp0506.php . Acesso em: 06 abr. 2021.

Souza JC, Guimarães LAM. Insônia e Qualidade de Vida. Campo Grande: Editora UCDB, 1999.

Spielberger CD. STAXI2. State-Trait Anger Expression Inventory – 2. Parinc. Disponível em: https://www.parinc.com/Products/Pkey/429. Acesso em: 21 mar. 2021.

Spoerri T. Compêndio de Psiquiatria. Rio de Janeiro: Atheneu; 1972.

Sultzer D. Letal: A comparison of psychiatric symptoms in vascular dementia and Alzheimer's disease. Am J Psychiatry. 1993;150:1806-1812.

Tavares H, Abreu CN, Seger L, Mariani MMC, Filomensky TZ. Psiquiatria, Saúde Mental e a Clínica da Impulsividade. Barueri: Manole; 2015.

Theophilo R. Ensaio Panorâmico sobre a Intuição. Disponível em: www.psicologia.org.br, 1999.

Vallejo NA. Propedéutica Clínica Psiquiatrica. Madrid: Labor; 1944.

Viscardi JM. O estatuto neurolingüístico do automatismo. Sínteses – Revista dos Cursos de Pós-graduação. 2006;11:565-578.

Wechsler D. WAIS- III: Escala de Inteligência Wechsler para adultos: manual técnico/tradução: Maria Cecília de Vilhena.

World Health Organization. Classificação dos Transtornos Mentais e do Comportamento. CID-10. Porto Alegre: Artes Médicas; 1993.

Yudosfsky SC, Hales RE. Compêndio de Neuropsiquiatria. Porto Alegre: Artes Médicas; 1996.

Zuardi AW, Gorenstein C, Andrade LHSG. Escalas de Avaliação Clínica em Psiquiatria e Psicofarmacologia. São Paulo: Lemos; 2000.

Este livro foi impresso nas oficinas gráficas da Editora Vozes Ltda.,
Rua Frei Luís, 100 – Petrópolis, RJ.